W0258776

Ergebnisse der Anatomie und Entwicklungsgeschichte
Advances in Anatomy, Embryology and Cell Biology
Revues d'anatomie et de morphologie expérimentale
Springer-Verlag Berlin Heidelberg New York

This journal publishes reviews and critical articles covering the entire field of normal anatomy (cytology, histology, cyto- and histochemistry, electron microscopy, macroscopy, experimental morphology and embryology and comparative anatomy). Papers dealing with anthropology and clinical morphology will also be accepted with the aim of encouraging co-operation between anatomy and related disciplines.

Papers, which may be in English, French or German, are normally commissioned, but original papers and communications may be submitted and will be considered so long as they deal with a subject comprehensively and meet the requirements of the Ergebnisse.

For speed of publication and breadth of distribution, this journal appears in single issues which can be purchased separately; 6 issues constitute one volume.

It is a fundamental condition that manuscripts submitted should not have been published elsewhere, in this or any other country, and the author must undertake not to publish elsewhere at a later date.

25 copies of each paper are supplied free of charge.

Les résultats publient des sommaires et des articles critiques concernant l'ensemble du domaine de l'anatomie normale (cytologie, histologie, cyto et histochimie, microscopie électronique, macroscopie, morphologie expérimentale, embryologie et anatomie comparée. Seront publiés en outre les articles traitant de l'anthropologie et de la morphologie clinique, en vue d'encourager la collaboration entre l'anatomie et les disciplines voisines.

Seront publiés en priorité les articles expressément demandés nous tiendrons toutefois compte des articles qui nous seront envoyés dans la mesure où ils traitent d'un sujet dans son ensemble et correspondent aux standards des «Résultats». Les publications seront faites en langues anglaise, allemande et française.

Dans l'intérêt d'une publication rapide et d'une large diffusion les travaux publiés paraitront dans des cahiers individuels, diffusés séparément: 6 cahiers forment un volume.

En principe, seuls les manuscrits qui n'ont encore été publiés ni dans le pays d'origine ni à l'étranger peuvent nous être soumis. L'auteur d'engage en outre à ne pas les publier ailleurs ultérieurement.

Les auteurs recevront 25 exemplaires gratuits de leur publication.

Die Ergebnisse dienen der Veröffentlichung zusammenfassender und kritischer Artikel aus dem Gesamtgebiet der normalen Anatomie (Cytologie, Histologie, Cyto- und Histochemie, Elektronenmikroskopie, Makroskopie, experimentelle Morphologie und Embryologie und vergleichende Anatomie). Aufgenommen werden ferner Arbeiten anthropologischen und morphologisch-klinischen Inhaltes, mit dem Ziel die Zusammenarbeit zwischen Anatomie und Nachbardisziplinen zu fördern.

Zur Veröffentlichung gelangen in erster Linie angeforderte Manuskripte, jedoch werden auch eingesandte Arbeiten und Originalmitteilungen berücksichtigt, sofern sie ein Gebiet umfassend abhandeln und den Anforderungen der „Ergebnisse" genügen. Die Veröffentlichungen erfolgen in englischer, deutscher oder französischer Sprache.

Die Arbeiten erscheinen im Interesse einer raschen Veröffentlichung und einer weiten Verbreitung als einzeln berechnete Hefte; je 6 Hefte bilden einen Band.

Grundsätzlich dürfen nur Manuskripte eingesandt werden, die vorher weder im Inland noch im Ausland veröffentlicht worden sind. Der Autor verpflichtet sich, sie auch nachträglich nicht an anderen Stellen zu publizieren.

Die Mitarbeiter erhalten von ihren Arbeiten zusammen 25 Freiexemplare.

Manuscripts should be addressed to/Envoyer les manuscrits à/Manuskripte sind zu senden an:

Prof. Dr. A. Brodal, Universitetet i Oslo, Anatomisk Institutt, Karl Johans Gate 47 (Domus Media), Oslo 1/Norwegen.

Prof. W. Hild, Department of Anatomy, The University of Texas Medical Branch, Galveston, Texas 77550 (USA).

Prof. Dr. R. Ortmann, Anatomisches Institut der Universität, 5 Köln-Lindenthal, Lindenburg.

Prof. Dr. T.H. Schiebler, Anatomisches Institut der Universität, Koellikerstraße 6, 87 Würzburg.

Prof. Dr. G. Töndury, Direktion der Anatomie, Gloriastraße 19, CH-8006 Zürich.

Prof. Dr. E. Wolff, Collège de France, Laboratoire d'Embryologie Expérimentale, 49 bis Avenue de la belle Gabrielle, Nogent-sur-Marne 94/France.

Ergebnisse der Anatomie und Entwicklungsgeschichte
Advances in Anatomy, Embryology and Cell Biology
Revues d'anatomie et de morphologie expérimentale

44 · 4

Editores

A. Brodal, Oslo · W. Hild, Galveston · R. Ortmann, Köln
T. H. Schiebler, Würzburg · G. Töndury, Zürich · E. Wolff, Paris

Ulrich Pfeifer

Probleme der cellulären Autophagie

Morphologische, enzymcytochemische und quantitative
Untersuchungen an normalen und alterierten Leberepithelien
der Ratte

Mit 27 Abbildungen

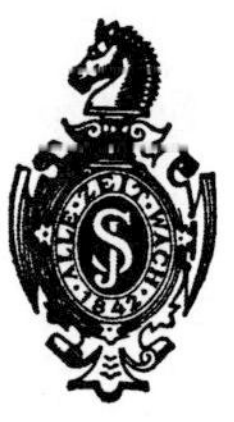

Springer-Verlag Berlin Heidelberg GmbH

*Dr. med. Ulrich Pfeifer, Pathologisches Institut der Universität,
Luitpoldkrankenhaus, 87 Würzburg*

Frl. Dr. A. Schimpel (Institut für Virologie der Universität Würzburg) übersetzte freundlicherweise die Zusammenfassung ins Englische.

ISBN 978-3-540-05482-5   ISBN 978-3-662-01076-1 (eBook)
DOI 10.1007/978-3-662-01076-1

Das Werk ist urheberrechtlich geschützt. Die dadurch begründeten Rechte, insbesondere die der Übersetzung des Nachdruckes, der Entnahme von Abbildungen, der Funksendung, der Wiedergabe auf photomechanischem oder ähnlichem Wege und der Speicherung in Datenverarbeitungsanlagen, bleiben, auch bei nur auszugsweiser Verwertung, vorbehalten

Bei Vervielfältigungen für gewerbliche Zwecke ist gemäß § 54 UrhG eine Vergütung an den Verlag zu zahlen, deren Höhe mit dem Verlag zu vereinbaren ist

© by Springer-Verlag Berlin Heidelberg 1971. Library of Congress Catalog Card Number 73—167679
Ursprünglich erschienen bei Springer-Verlag Berlin Heidelberg New York 1971

Die Wiedergabe von Gebrauchsnamen, Handelsnamen, Warenbezeichnungen usw. in dieser Zeitschrift berechtigt auch ohne besondere Kennzeichnung nicht zu der Annahme, daß solche Namen im Sinne der Warenzeichen- und Markenschutz-Gesetzgebung als frei zu betrachten wären und daher von jedermann benutzt werden dürften

Inhalt

Einleitung

Als celluläre Autophagie bezeichnet man einen Vorgang, bei dem innerhalb einer Zelle umschriebene Portionen des Cytoplasmas durch Membranen abgegrenzt und damit in ein eigenes Kompartiment verlagert werden, in welchem dann das segregierte Material intracellulär verdaut, also in kleinere Einheiten aufgespalten wird.

Der Terminus Autophagie wurde auf der cellulären Ebene erstmals von Brachet (1961) im Zusammenhang mit Stoffwechselumstellungen bei enucleierten Amöben verwandt. Von morphologischen Befunden ausgehend hatte aber schon vorher Altmann (1956) die Konzeption entwickelt, daß Anteile des Cytoplasmas unter den Erscheinungen der umschriebenen Coagulation ausgegliedert und abgebaut werden können. Elektronenmikroskopische Untersuchungen (Hruban et al., 1962; Ashford u. Porter, 1962) und die Integration solcher Phänomene in das Lysosomenkonzept (Novikoff u. Essner, 1962; de Duve, 1963a, b; Ericsson et al., 1965; de Duve u. Wattiaux, 1966) haben diese Vorstellung bestätigt und eine Fülle von Kenntnissen zutage gefördert, die zuletzt von Ericsson (1969c) zusammenfassend dargestellt worden sind.

Celluläre Autophagie hat, jeweils an verschiedener Stelle und unterschiedlich evident, Gemeinsamkeiten mit der Heterophagie und der Sekretion, mit Lebensäußerungen der Zelle also, bei denen die Bildung von Kompartimenten gleichfalls eine Rolle spielt. So kann man zum einen den Beginn sowohl der Autophagie als auch der Sekretion, trotz unterschiedlicher Mechanismen, als Segregation bezeichnen. Zum anderen gibt es als gemeinsame Endstrecke für Autophagie und Heterophagie die lysosomale Verdauung. Ungeachtet solcher Gemeinsamkeiten stehen dem Verständnis der Autophagie besondere Schwierigkeiten entgegen. Sie ergeben sich aus der Eigenart dieses Vorganges, der sozusagen Beschäftigung der Zelle mit sich selbst ist, während Heterophagie und Sekretion, wenn auch in entgegengesetzter Richtung, der Beziehung zwischen Zelle und extracellulärem Raum dienen.

Celluläre Autophagie kann unter zwei verschiedenen Aspekten betrachtet werden, nämlich dem des Strukturabbaues und dem des Substanzabbaues. Der Aspekt des Strukturabbaues berücksichtigt vor allem, daß bei der Autophagie Cytoplasmaorganellen als ganzes zerstört werden, morphologisch faßbar also ein individuelles Schicksal erleiden. Bei dem anderen Aspekt ist nicht primär die Destruktion von Cytoplasmabestandteilen von Interesse, sondern der Abbau der bei der Autophagie anfallenden Substanzen der verschiedenen Stoffklassen, gleichgültig, ob sie aus segregierten und destruierten Organellen stammen oder ob sie von vornherein als Substanz ohne Organellencharakter segregiert worden sind.

Beide Aspekte sind für die eigenen Untersuchungen an normalen und pathologisch alterierten Leberepithelien von Wichtigkeit. Diese Untersuchungen beschäftigen sich mit einigen bisher noch nicht ausreichend analysierten Phänomenen der Autophagie, nämlich der Genese der segregierenden Membran, der Plastizität autophagischer Vacuolen und dem Strukturwandel des segregierten Materials. Mit quantitativ kontrollierter enzymcytochemischer Methodik werden

Die Untersuchungen wurden durch die Deutsche Forschungsgemeinschaft unterstützt.
Frl. E. Dell, Frau A. Issing und Frl. H. Kreck haben wertvolle technische Assistenz geleistet.

nochmals die nicht lysosomalen Anfangsstadien untersucht. Funktionelle Überlegungen zur Selektivität und zur Kinetik ergeben sich im Zusammenhang mit der hier erstmals nachgewiesenen diurnalen Rhythmik der cellulären Autophagie, und schließlich ist auf die Bedeutung dieses Vorganges für zellpathologische Phänomene einzugehen.

I. Vorbemerkungen zur Nomenklatur

Für das morphologische Korrelat der cellulären Autophagie sind Bezeichnungen unter recht verschiedenen Gesichtspunkten vorgeschlagen und verwandt worden. Im Bestreben, funktionell möglichst wenig zu präjudizieren, sprechen Ericsson und seine Schule von *Cytosegresomen* (Ericsson, 1964; Ericsson et al., 1965) und verstehen darunter intracytoplasmatische Gebilde, die gegen das Grundplasma durch eine Membran (oder mehrere) abgegrenzt sind und deren Inhalt aus Cytoplasmabestandteilen besteht.

Dieser Definition entsprechen aber nicht nur Gebilde autophagischer Natur, sondern auch Vacuolen, die dadurch entstehen, daß Cytoplasmaportionen geschädigter oder abgestorbener Nachbarzellen durch Endocytose, also durch Einstülpung der Plasmamembran, aufgenommen werden, und die somit der Heterophagie zuzuordnen sind. Daraus ergibt sich die Notwendigkeit, zu unterscheiden zwischen *autophagischen* und *heterophagischen* Cytosegresomen (Ericsson, 1969c). Eine solche Lösung ist aus zweierlei Gründen unbefriedigend: Zum einen spielt bei der Entstehung eines „heterophagischen Cytosegresoms" eine Segregation in keinem Stadium irgendeine Rolle, zum anderen erschwert es das Verständnis, wenn im Zusammenhang mit der cellulären Autophagie ein Terminus gebraucht wird, der zwei ganz verschiedene Sachverhalte trifft.

Die mit fermentcytochemischer Methodik bewiesene Zugehörigkeit der cellulären Autophagie zum lysosomalen System hatte zunächst eine weitere Bezeichnung, nämlich *Cytolysom* (Novikoff u. Essner, 1962), angebracht erscheinen lassen. Es kann damit aber nicht unterschieden werden zwischen einem nicht lysosomalen und einem lysosomalen Stadium. Einer solchen Differenzierung wurde erst die von de Duve u. Wattiaux (1966) vorgeschlagene Einteilung gerecht, bei der zwischen *Autophagosom* und *Autolysosom* unterschieden wird. Da es sich hierbei um Stadien ein und desselben Vorganges handelt, die rein morphologisch nicht auseinanderzuhalten sind, ist es gerechtfertigt und notwendig, als übergeordneten Begriff den Terminus *autophagische Vacuole* (de Duve, 1963a) beizubehalten, der in jedem Falle gewählt werden sollte, wenn ein rein morphologischer Befund ohne fermentcytochemische Reaktion vorliegt.

Sprachlich betrachtet bleiben auch bei dieser Nomenklatur noch Wünsche offen; denn der Unterschied zwischen autophagischer Vakuole und Autophagosom ist nur per definitionem zu verstehen. Dennoch ist dieses Einteilungsprinzip gegenüber anderen vorzuziehen, insbesondere weil in völliger Parallele auch die bei der Heterophagie vorkommenden Gebilde klassifiziert werden können (de Duve u. Wattiaux, 1966; Thoenes et al., 1968).

II. Das Untersuchungsobjekt

Da celluläre Autophagie in den verschiedensten Zellarten stets in prinzipiell gleicher Weise in Erscheinung tritt, können die hier vorgelegten Untersuchungen auf eine einzige Zellart beschränkt bleiben, ohne deshalb den Charakter eines

Beitrages zur allgemeinen Kenntnis der Autophagie zu verlieren. Die Leberparenchymzelle ist aus folgenden Gründen ein besonders geeignetes Objekt:

1. In Leberepithelien findet celluläre Autophagie unter normalen und pathologischen Bedingungen statt, und zwar in einem Umfang, wie er nur in wenigen anderen Zellarten erreicht wird. Ericsson (1969 c) findet Cytosegresomen — wobei wohl hauptsächlich autophagische gemeint sein dürften (s. Vorbemerkungen zur Nomenklatur) — unter physiologischen Bedingungen bei der Ratte häufiger nur noch in Nierenepithelien. Diese semiquantitativen Daten werden durch die eigenen quantitativen Befunde zur Tagesrhythmik relativiert; sicher ist aber in jedem Falle, daß die Leberepithelien von vornherein besonders zur Autophagie neigen.

2. Die Leberzelle verfügt über einen besonderen Reichtum an cytoplasmatischen Organellen und paraplasmatischen Substanzen, die alle das Schicksal der Autophagie erleiden können. Damit ist nicht nur ein besonders buntes morphologisches Spektrum zu erwarten, sondern man kann bei den quantitativen Untersuchungen auch einzelne Komponenten isoliert betrachten und vergleichend einander gegenüberstellen, was für funktionelle Überlegungen von Bedeutung wird.

3. Die Leberepithelien gehören einem relativ homogenen Gewebe an und sind somit seit jeher ein günstiges Objekt für biochemische Untersuchungen. Zur Frage der Autophagie sind solche in der Tat fast nur an Lebergewebe durchgeführt worden (Deter u. de Duve, 1967; Deter et al., 1967; Arstila u. Trump, 1968), so daß man morphologische Befunde mit biochemischen Daten korrelieren kann. In den eigenen Untersuchungen ist die Homogenität des Gewebes Voraussetzung für eine quantitative Wertung der fermentcytochemischen Reaktion.

4. Schließlich treten im Cytoplasma von Leberepithelien weder durch Endocytose, also durch Stoffaufnahme via Invagination der Plasmamembran, entstandene Vacuolen (wie etwa in Tubulusepithelien der Niere) noch Sekretvacuolen (wie beispielsweise in exokrinen Pankreaszellen) besonders in Erscheinung. Es herrschen also günstige Voraussetzungen, die celluläre Autophagie als eigenständigen Prozeß, d.h. unbeeinflußt von Mischphänomenen, zu beobachten.

III. Die Versuchsmodelle

Obgleich celluläre Autophagie bereits in der normalen Leberzelle stattfindet, sind wichtige Aspekte erst durch experimentelle Eingriffe zu erhalten. Zum einen gelingt es nur so, autophagische Vacuolen in genügender Häufigkeit zu beobachten und die gesamte Streubreite des morphologischen Spektrums zu erfassen; zum anderen kann der experimentelle Eingriff bis zu einem gewissen Grade als Zeitgeber fungieren und zur Klärung des Ablaufes beitragen. Die Fülle von Experimenten, bei denen eine gesteigerte celluläre Autophagie beobachtet worden ist, läßt sich heute kaum mehr überblicken und bestätigt den schon von Hruban et al. (1962) hervorgehobenen Sachverhalt, daß Autophagie in analoger Weise durch die verschiedensten Reize induziert werden kann.

Für die eigenen Untersuchungen sollten die Versuchsmodelle möglichst überschaubar sein, d.h. keine Sekundäreffekte hervorrufen, die das Bild der Leberzelle unkontrolliert beeinflussen können. So bewirkt beispielsweise die vielfach zur Erzeugung autophagischer Vacuolen angewandte Gabe hoher Glucagondosen (Ashford u. Porter, 1962; Deter et al., 1967; Arstila u. Trump, 1968; Ericsson, 1969a u. b) zum einen eine Verstärkung der Leberdurchblutung (zit. bei Shoemaker u. Elwyn, 1969), zum anderen einen Glycogenschwund, der dafür verantwortlich sein dürfte, daß bei diesem Versuchsmodell keine Segregation von Glycogen zu beobachten ist. Wir haben deshalb von Versuchen mit biologisch wirksamen Substanzen ganz abgesehen und die Phänomene der cellulären Autophagie an *circulatorisch bedingten Schädigungsmustern* untersucht, die mit folgenden Eingriffen hervorgerufen wurden:

1. Ligatur eines kleinen Pfortaderastes. Dabei wird ein kleiner Anteil der Leber (10—15%) aus der portalen Circulation ausgeschaltet, also nur noch arteriell durchblutet, während die übrige Leber praktisch unbeeinflußt bleibt und als Kontrolle dient. Größere Manipulationen entfallen bei diesem Eingriff; er wird von den Versuchstieren besonders gut toleriert.

2. Erweiterte Teilhepatektomie ($^3/_4$-Hepatektomie). Es kommt hierbei zu einer dem ersten Versuchsmodell entgegengesetzten Circulationsänderung, nämlich zu einer Überfüllung des Leberrestes mit Pfortaderblut (Lit. bei Schindler, 1969), was ein wesentliches Moment der in der Frühphase nach Teilhepatektomie auftretenden Parenchymläsion sein dürfte (Altmann, 1966; Pfeifer u. Bannasch, 1968). Insgesamt sind aber die Folgen dieses Eingriffes weniger gut abzuschätzen, da die Tiere oft deutlich in ihrem Allgemeinzustand beeinträchtigt sind. Außerdem dürfen im Zusammenhang mit der Regeneration übergeordnete Regulationsmechanismen und deren mögliche Auswirkungen auf den Zustand des Leberparenchyms nicht außer acht gelassen werden.

Im Verlaufe der Untersuchungen ergab sich schließlich die Notwendigkeit, *normale Leberzellen* im Hinblick auf celluläre Autophagie eingehender zu untersuchen, als dies bisher geschehen ist. Es war zum einen zu klären, ob ein qualitativer Unterschied zwischen physiologischer und experimentell induzierter Autophagie existiert oder ob es hier lediglich quantitative Abstufungen gibt. Zum anderen erschien es von Interesse, inwieweit die physiologische Autophagie in der Leberparenchymzelle vom Tagesrhythmus abhängt, und außerdem, ob man mit der quantitativen Auswertung dem Problem der Selektivität der cellulären Autophagie näher kommen könnte.

IV. Enzymcytochemische Fragestellungen

Wesentlicher Bestandteil der cellulären Autophagie ist die lysosomale Verdauung, eine Erkenntnis, die sich hauptsächlich auf den erstmals von Novikoff u. Essner (1962) geführten und später vielfach bestätigten cytochemischen Nachweis von Aktivitäten der sauren Phosphatase des lysosomalen „Leitenzyms" (Novikoff, 1963) in autophagischen Vacuolen gründet. Autophagische Vacuolen galten dann oft von vornherein als Lysosomen, und man stellte sich Autophagie gleichsam als eine Tätigkeit der Lysosomen vor, sei es in dem Sinne, daß Lysosomen cytoplasmatisches Material auf irgendeine Weise unmittelbar inkorporieren (Miller u. Palade, 1964; vgl. Dixon, 1967), sei es, daß in Abwandlung der „suicid bag"-Hypothese (de Duve, 1963b) primär eine Schädigung von

Cytoplasmaarealen durch freigesetzte Lysosomenfermente stattfinde (Straus, 1967; Abraham et al. 1968).

Demgegenüber waren bereits Hruban et al. (1962) dafür eingetreten, daß die „sites of focal cytoplasmic degradation", also die autophagischen Vacuolen, unabhängig von den in der Zelle vorhandenen präexistenten Lysosomen entstehen. De Duve u. Wattiaux (1966) hatten sich — zunächst hypothetisch — ebenfalls für diese Trennung ausgesprochen und die Nomenklatur vorgeschlagen, welche den heute bekannten Zusammenhängen u. E. am besten gerecht wird (s. Vorbemerkungen zur Nomenklatur).

Einen Teil-Aspekt dieses Problems hat Ericsson (1969a) untersucht. Er konnte nach Markierung der präexistenten Lysosomen mit komplexen Eisenverbindungen oder Thorotrast zeigen, daß die unter einem entsprechenden Reiz neu entstehenden autophagischen Vacuolen zunächst frei von der Markierungssubstanz sind, also offensichtlich ohne Beteiligung präexistenter sekundärer Lysosomen entstehen. Da aber lysosomale Eigenschaften nicht notwendigerweise durch sekundäre Lysosomen vermittelt zu sein brauchen, sondern auch primäre Lysosomen in Frage kommen, die nicht markiert werden können, muß man enzymcytochemischen Methoden den Vorrang einräumen, wenn es um die Frage geht, ob es nicht-lysosomale Anfangsstadien der cellulären Autophagie gibt oder ob autophagische Vacuolen in jedem Falle Lysosomen sind.

Unter diesem Gesichtspunkt ist es in jedem Falle notwendig, bei den enzymcytochemischen Untersuchungen nicht nur den positiven, sondern auch den negativen Befund zu werten. Letzteres ist, wie bereits Daems (1962) dargelegt hat, aus zweierlei Gründen schwierig. Auf der einen Seite muß man damit rechnen, daß ein lysosomales Gebilde andere als die mit der jeweiligen Reaktion dargestellten Fermentaktivitäten aufweist, weshalb die Darstellung der Aktivität verschiedener Enzyme in einem Schnitt anzustreben ist. Über entsprechende Untersuchungen wurde bereits berichtet (Arstila u. Trump, 1968; Pfeifer, 1969b, c). Auf der anderen Seite ist zu bedenken, daß lysosomale Vacuolen im Einzelfalle negativ reagieren können, weil die Empfindlichkeit des cytochemischen Nachweises zu gering ist. Es wurde daher eine Methode entwickelt, mit der die Ergiebigkeit der enzymcytochemischen Reaktion auf saure Phosphatase quantitativ kontrolliert und verbessert werden kann.

Methodik

I. Tiermaterial und Eingriffe

Als Versuchstier dienten ausgewachsene männliche Albinoratten (Sprague Dawley; Firma Jautz, Kissleg), Körpergewicht 200–350 g. Die Tiere erhielten Standard-Trockenfutter (Altromin®) und Leitungswasser ad libitum. Operative Eingriffe wurden zwischen 8.00 und 10.00 Uhr durchgeführt; zur Narkose wurde dabei Aether verwandt.

Pfortaderast-Ligatur. Laparotomie; Durchstechung des Processus xiphoides mit einem Haltefaden, der nach oben geführt die Mobilisation des mittleren Leberlappens erleichtert. An der Unterseite dieses Lappens verläuft ein kleiner Pfortaderast, der die linke Hälfte des Mittellappens versorgt. Dieser Pfortaderast wird möglichst weit proximal freipräpariert und unterbunden. Es gelingt nicht immer, die zugehörige Arterie zu schonen; ein dann entstehender Infarkt läßt sich aber bereits makroskopisch und noch leichter bei der histologischen Beurteilung erkennen. Solche Präparate werden von der weiteren Untersuchung ausgeschlossen. In verschiedenen Serien wurden insgesamt 26 Tiere operiert; sie wurden 2, 4, 5 und 24 Std nach dem Eingriff getötet.

$^3/_4$-*Teilhepatektomie.* Laparatomie; Unterbindung und Abtragung des mittleren und des linken Leberlappens. Danach wird der obere Anteil vom rechten Lappen mit einem in gebogener Pinzette geführten Faden umfahren, an der relativ breiten Basis abgebunden und reseziert. Es wurden insgesamt 24 Tiere operiert; Tötung nach 2, 4, 6 und 10 Std.

Unbehandelte Tiere. Für die quantitativen Untersuchungen zur Tagesrhythmik wurden die Tiere mindestens 6 Wochen an den Tierstall adaptiert; sie wurden zu je 2 in einem Käfig bei natürlicher Beleuchtung gehalten und erhielten Futter und Trinkwasser ad libitum. Freßaktivität bestand vor allem in den Abendstunden. 22 Tiere einer ersten Serie wurden in Gruppen zu je 2 um 8.30, 10.00, 11.30, 13.00, 14.30, 16.00, 17.30, 19.00, 22.30, 2.00 und 5.30 Uhr in leichtem Aetherrausch getötet. Eine zweite Serie umfaßte 24 Tiere, welche um 7.00, 9.00, 11.00, 13.00, 15.000, 17.00, 19.00, 21.00, 23.00, 1.00, 3.00 und 5.00 Uhr getötet wurden. Untersuchungsmonat war für die erste Serie September, für die zweite März.

II. Verarbeitung des Gewebes

Fixation. a) Immersionsfixation kleiner Gewebewürfel von ca. 1 mm Kantenlänge in phosphatgepufferter 1%iger OsO_4-Lösung für 2 Std bei 4° C.

b) Immersionsfixation schmaler Gewebszylinder in 3% Glutaraldehyd, gepuffert mit 0,075 Mol Cacodylat auf pH 7,2. Fixiert wird bei Raumtemperatur für 3 Std. Dieses Verfahren wurde nur für die cytochemische Untersuchung des portal ischämischen Gewebes verwandt, da hierbei die Perfusion, auch via Aorta, keine befriedigenden Resultate liefert.

c) Perfusionsfixation mit 2,5% Glutaraldehyd in 0,075 Mol Cacodylatpuffer (360 bis 380 mOsmol) entweder über die Pfortader bei einem hydrostatischen Druck von 30—40 cm H_2O oder als Ganzkörperfusion retrograd über die Lendenaorta nach der von Forssmann et al. (1967) angegebenen Methode.

Entwässern und Einbetten. Abspülen der in OsO_4 fixierten Gewebsstücke in Phosphatpuffer; Entwässern in Alkohol (50, 70 und 90% je zweimal 10 min, 100% 2mal 15 min). Für die 40 µ dicken Schnitte nach enzymcytochemischer Reaktion rasche Entwässerung (70 und 90% je 5 min, 100% 2mal 10 min). Einbettung in Epon über Propylenoxid.

Anfertigung der Schnitte. Von den Gewebeblöckchen werden zunächst Semidünnschnitte (ca. 1 µ dick) angefertigt, die phasenoptisch oder nach Färbung mit verdünnter Giemsalösung durchmustert werden. Durch gezieltes Trimmen werden periportal gelegene Parenchymbezirke für die elektronenmikroskopische Untersuchung ausgewählt. Streng aus der Läppchenperipherie stammen die im Rahmen der beiden Serien unbehandelter Tiere untersuchten Gewebsareale. In einigen Fällen wird zum Vergleich ein läppchenzentraler Gewebsbezirk mit untersucht. — Von den flach eingebetteten 40 µ dicken Schnitten nach fermentcytochemischer Reaktion können die gewünschten Areale unmittelbar im Durchlicht für die elektronenmikroskopische Präparation ausgewählt werden. — *Serienschnitte* in Form von Schnittbändern zu je 10—20 Einzelschnitten werden auf Einlochnetze (1 × 2 mm) mit kohlebedampfter Formvarfolie aufgebracht. Räumliche Rekonstruktion in Parallelperspektive mit dem Perspektomat (Fa. Forster, Schaffhausen).[1]

Die Schnitte werden wahlweise mit Uranylacetat, Bleihydroxyd, Bleicitrat oder mit Uranylacetat-Bleicitrat nachkontrastiert, in einigen Fällen nach Thiery (1967) freiflottierend mit Perjodsäure-Thiosemicarbazid-Silberproteinat behandelt. Nach fermentcytochemischer Reaktion wird in der Regel keine Nachkontrastierung durchgeführt.

III. Elektronenmikroskopie

Alle elektronenmikroskopischen Untersuchungen werden mit dem Siemens Elmiskop I bzw. IA durchgeführt. Das Gerät wird bei 60 oder 80 kV mit Doppelkondensor und 30 oder 50 µ Objektivaperturblenden betrieben.

Quantitative Auswertung. Bei 6250facher Primärvergrößerung und Betrachtung des Endbildschirmes mit der Binokularlupe 9 × wird die Fläche eines Netzquadrates (85 × 85 µ)

---

[1] Dem Geologischen Institut der Universität Würzburg bin ich für die freundliche Überlassung des Gerätes zu Dank verpflichtet.

zeilenförmig abgefahren. Dabei wird die Anzahl glycogenhaltiger Vacuolen sowie die Zahl segregierter Mitochondrien pro Flächeneinheit bestimmt. Nach Auszählung von 5 Quadraten wird die jeweilige mittlere Anzahl pro Flächeneinheit errechnet. In der ersten Serie wurden von jedem Tier zwei Blöcke ausgewertet, zwischen denen insgesamt nur geringe Differenzen zu finden waren, weshalb für die zweite Serie die Auswertung eines Blockes pro Tier als ausreichend angesehen wurde. Jeder untersuchte Zeitpunkt ist mit den Werten von 2 Tieren belegt.

IV. Enzymcytochemische Methoden

1. Substrate. β-Glycerophosphat (GP) in einer Endkonzentration von 14 mM (30 mg-%) und Cytidinmonophosphat (CMP) 2,7 mM (10 mg-%). Beide Substrate von der Fa. Sigma (St. Louis).

2. Abfangreagens. Bleinitrat in abgestuften Konzentrationen (1,8, 2,4, 3,6 und 5,4 mM entsprechend 60, 80, 120 und 180 mg-%).

3. Inkubationsmedien. Substrat und Abfangreagens werden jeweils im halben Volumen 0,05 M Acetatpuffer (+7% Sucrose), pH 5,0, gelöst; die beiden Portionen werden unter Rühren zusammengebracht. Wird GP verwandt, kommt es oft und in unterschiedlichem Ausmaße zu Niederschlägen, entweder sofort oder nach einiger Zeit. Nach Filtration sind dann die eigentlichen Konzentrationen nicht mehr bekannt. Mit CMP bleibt das Medium in jedem Falle über viele Stunden völlig klar, weshalb für die quantitativen Untersuchungen das CMP bevorzugt wurde. Kontrollmedien enthalten entweder zusätzlich 10 mM NaF oder kein Substrat.

4. Inkubation. Die 40 μ dicken in 0,075 M Cacodylatpuffer (+7% Sucrose) ausgewaschenen Schnitte (Gefriermikrotom oder Gewebeschneider TC 40) werden teilweise frei flottierend in das Medium eingebracht. Sie sinken dann auf den Grund des Gefäßes und müssen von Zeit zu Zeit wieder aufgerührt werden. Insbesondere im Hinblick auf die quantitativen Untersuchungen wurde deshalb die Möglichkeit einer *„kontrollierten Inkubation"* entwickelt. Die 40 μ dicken Gefrierschnitte hängen dabei an Drahtstäbchen aus Chrom-Nickel in einem aus Plexiglas gefertigten Einsatz und sind so ständig von allen Seiten gleichmäßig dem Medium ausgesetzt. Zu unterschiedlichen Zeiten können einzelne Portionen zu 3—5 Schnitten entnommen werden.

Nach der Inkubation werden die Schnitte 2 × 1 min in Acetatpuffer (0,05 M, pH 5,0, +7% Sucrose) gewaschen. Für die lichtmikroskopische Beurteilung Behandlung mit Amoniumsulfid; für die elektronenmikroskopische Untersuchung Nachfixation mit 1% OsO_4 in Cacodylatpuffer für 30 min.

5. Quantitative Bleibestimmung.[2] Die Schnitte werden nach dem Auswaschen auf einem Objektträger mehrfach gefaltet bzw. eingerollt, so daß kleine Gewebsportionen entstehen. Diese werden zunächst an der Luft und später über Phosphorpentoxyd bei ca. 1 Torr für einige Tage bis zur Gewichtskonstanz getrocknet. Das Gewicht der getrockneten Schnitte wird mit einer Präzisionswaage (Mettler) ermittelt. Die Werte sind mit einer Genauigkeit von 0,01 mg zu reproduzieren. Das Gewicht der Schnitte liegt in einem Bereich von 0,5—1,5 mg.

Die Schnitte werden einzeln in einer Mischung von Perchlorsäure und Salpetersäure direkt in entsprechend gereinigten Meßkolben (10 ml) unter leichtem Kochen feucht verascht. Nach Abkühlen wird das Volumen mit aqua dest. auf 10 ml aufgefüllt. Zu jeder Serie, die etwa 10 Proben umfaßt, wird ein Leerwert angesetzt.

Der Bleigehalt der erhaltenen Lösungen wird mit Hilfe der *Atomabsorptionsspektrometrie* bestimmt. Verwandt wurde ein Gerät der Firma Perkin-Elmer (Typ 303). Das Prinzip der Messung ist folgendes: Eine Bleihohlkathodenlampe sendet scharfe Bleilinien aus, von denen mittels eines Monochromators die hier benutzte Linie bei 2833 Å ausgesondert wird. Der Strahl passiert eine Luft-Acetylen-Flamme,, in welche die Untersuchungslösung versprüht wird. Die aus der Lösung durch die Flamme freigesetzten Pb-Atome werden durch die Strahlung spezifisch angeregt und absorbieren einen Teil der eingestrahlten Energie entsprechend ihrer Konzentration in der Flamme. Die Schwächung des

2 Herrn Dr. H. Witschel vom Institut für Rechtsmedizin der Universität Würzburg (Direktor: Prof. Dr. W. Schwerd) sei für die Ausarbeitung der Methode und für die Durchführung der Messungen herzlich gedankt.

Untersuchungsstrahles gegenüber einem Vergleichsstrahl wird durch einen Photomultiplier gemessen. Zur Eichung werden wäßrige Lösungen von Pb-Nitrat in Konzentrationen von 0,1—10 ppm benutzt. Die Eichlösungen werden jeweils zwischen den Versuchslösungen gemessen. Die Nachweisgrenze liegt bei der geschilderten Methode für wäßrige Blei-lösungen bei 0,1 ppm.

Befunde

Die folgende Darstellung berücksichtigt zuerst einige für die einzelnen Versuchsmodelle charakteristische Befunde. Ein zweiter Abschnitt ist dann einer speziellen Morphologie vorbehalten, deren Darstellung sich an bestimmten Problemkreisen orientiert und die verschiedene Versuchsbedingungen oft unberücksichtigt lassen kann. Auf die Schilderung der fermentcytochemischen Befunde folgen dann schließlich die an Kontrolltieren erhobenen quantitativen Daten.

I. Die verschiedenen Versuchsmodelle

Nach der *Pfortaderast-Ligatur* findet man eine ziemlich scharfe Grenze zwischen dem portal ischämischen und dem regulär durchbluteten Anteil des Leber-Mittellappens (vgl. Pfeifer, 1970). In diesem Teil, der für 85—90% der Leber repräsentativ ist, entspricht der Glycogengehalt der Norm, und elektronenmikroskopisch sind autophagische Vacuolen nicht häufiger als in Normaltieren zur gleichen Tageszeit. Manchmal kann man im Semidünnschnitt eine leichte feintropfige Verfettung sehen; im portal ischämischen Gebiet tritt sie nicht auf. Hier ist als früheste lichtmikroskopische Veränderung ein völliger Schwund des Glycogens in einer ziemlich breiten läppchenzentralen Zone zu erkennen; ihre Ausdehnung entspricht den ab 4—5 Std faßbaren zentralen Nekrosen. Läppchenperipher kommt es zu einer mäßigen Glycogenverminderung. Hier findet man in Semidünnschnitten durch Phasenkontrast besonders gut darstellbare Granula, die sich elektronenmikroskopisch als autophagische Vacuolen erweisen. Man findet sie oft ziemlich regellos im Cytoplasma verteilt, nicht selten liegen sie aber auch etwas bevorzugt in der peribiliären Region. Ihr Durchmesser beträgt in der Regel zwischen 0,5 und 2—3 µ; eine Ausnahme machen manche glycogenhaltige Vacuolen, die oft sehr klein sind (0,1—0,2 µ). Extrem große autophagische Vacuolen mit einem Durchmesser bis zu 7 µ, wie sie beispielsweise Kerr (1969) beschreibt, sind ausgesprochen selten. Vergleichsweise häufig sieht man, daß eine autophagische Vacuole zusammen mit dem umgebenden Cytoplasmaareal zum Bestandteil einer größeren autophagischen Vacuole geworden ist, wobei der gleichsam doppelt segregierte Inhalt der eingeschlossenen Vacuole manchmal bereits stärker destruiert und kondensiert ist als der übrige (Abb. 3). Der Inhalt der autophagischen Vacuolen unterscheidet sich nicht grundsätzlich von den oft beschriebenen und geläufigen Bildern. Eine Besonderheit ist aber zweifellos das häufige Vorkommen von Glycogen, welches zusammen mit anderen Cytoplasmabestandteilen in den Vacuolen liegt (z.B. Abb. 6b) oder auch deren alleiniger Inhalt ist (Abb. 9 und 12). Diese Befunde betreffen den Zeitraum zwischen 2 und 5 Std nach der Operation. Nach 24 Std findet man nur noch vereinzelte kleinere autophagische Vacuolen in einer Menge etwa wie bei Kontrolltieren. Irgendwelche Gebilde, die man als „Restkörper" (z.B. Novikoff, 1963) zu bezeichnen hätte, kann man nicht beobachten.

Nach *Teilhepatektomie* sind die Leberepithelien bereits nach 2 Std weitgehend oder vollständig frei von Glycogen. Dem entspricht in gewisser Weise das extrem seltene, praktisch vernachlässigbare Vorkommen von Glycogen in autophagischen Vacuolen. Man findet solche in einer von Tier zu Tier ziemlich stark schwankenden Anzahl. Parallel mit der cytoplasmatischen Verfettung ist nicht selten Fett ein Bestandteil der autophagischen Vacuolen (Abb. 4b). Sonst unterscheidet sich ihr Inhalt bezüglich seiner Zusammensetzung nicht von dem nach Pfortaderastligatur. Doch ist die Anordnung manchmal eigentümlich insofern, als oft viele Einzelportionen von segregiertem Cytoplasma in großen „Sammelvacuolen" zusammengefaßt sind (Abb. 4a). Da die Einzelportionen oft keine eigene Grenzmembran aufweisen, ist dieses Phänomen von der oben beschriebenen Doppeltsegregation im Prinzip zu unterscheiden. Unabhängig von autophagischen Vacuolen treten bis 20 μ große Bluteiweißeinschlüsse auf, in denen häufig Fibrin und manchmal auch Blutzellen liegen. Sie sind an anderer Stelle ausführlich beschrieben (Pfeifer u. Bannasch, 1968; dort weitere Literatur) und hier nur insoweit von Interesse, als sie auch cytoplasmatisches Material enthalten können. Dieses kann in Form einzelner Organellen oder in Form kondensierter Portionen vorliegen, die denen in den beschriebenen „Sammelvacuolen" entsprechen. Je nach Menge des mit eingeschlossenen Cytoplasmamaterials gibt es auch Übergänge zwischen solchen Vacuolen mit gemischtem, heterophagisch-autophagischem Inhalt und den „Sammelvacuolen"; eine scharfe Trennung ist oft nicht möglich. Schließlich kann als Rarität noch erwähnt werden, daß hyaline Eiweißtropfen auch selbst zum Inhalt autophagischer Vacuolen werden können (Abb. 4a).

In den Leberepithelien der *Kontrolltiere* findet man autophagische Vacuolen nur bei ausgiebiger systematischer Suche. Es handelt sich im Durchschnitt um kleinere Exemplare als in den experimentell alterierten Zellen. Größere Sammelvacuolen oder Bilder einer Mehrfachsegregation werden nicht beobachtet. Die autophagischen Vacuolen sind hauptsächlich in der peribiliären Region lokalisiert; es gibt aber auch hier einige in anderen Cytoplasmaregionen etwa am Blutpol, nahe der Plasmamembran. Der Inhalt unterscheidet sich nicht von dem in experimentell alterierten Zellen. Man findet bei genügend langer Suche nicht nur Mitochondrien, endoplasmatisches Reticulum und Glycogen, sondern auch Mikrokörper und selten einmal einen intravacuolären Fetttropfen. Recht häufig enthalten sie auch „matrixartiges" Material vermischt mit osmiophilen Lipidtropfen. Dieses Material entspricht insgesamt am ehesten dem, welches üblicherweise die peribiliären dichten Körper charakterisiert.

II. Spezielle Morphologie

A) Der Inhalt autophagischer Vacuolen

Autophagische Vacuolen enthalten einerseits Cytoplasmaorganellen und Strukturen, die von diesen unmittelbar abgeleitet werden können, andererseits Material ohne Organellencharakter, seien es paraplasmatische Substanzen (Glycogen, Fett), sei es Material, welches in dieser Form im Cytoplasma nicht anzutreffen ist, und schließlich stets eine größere oder kleinere Portion Grundcytoplasma.

1. Organellen

a) Mitochondrien sind diejenigen Cytoplasmaorganellen, die als erste (Clark, 1957) und insgesamt wohl am häufigsten intravacuolär beschrieben worden sind. Entsprechend oft sehen wir sie auch in unserem Material. Sie liegen einzeln (vor allem in Kontrolltieren) oder zu mehreren (in den experimentell alterierten Leberzellen) in einer Vacuole. In einem Teil der Fälle unterscheiden sie sich in nichts von den regulär im Cytoplasma gelegenen Mitochondrien; die oft als charakteristisch beschriebene Verdichtung der Matrix ist manchmal, keineswegs aber regelmäßig, zu beobachten. Sie geht einher mit einer Verschmälerung des Spaltraumes zwischen äußerer und innerer Mitochondrienmembran; meist ist dann auch der übrige Vacuoleninhalt kondensiert. Die aus anorganischer Substanz bestehenden Granula sind in der Matrix segregierter Mitochondrien häufig noch vorhanden. Stadien der Strukturdegradation sind ziemlich uncharakteristisch; von Mitochondrien stammende Membranbruchstücke lassen sich von anderen meist nicht unterscheiden.

b) Intravacuolär eingeschlossene *Mikrokörper (Microbodies)* werden insgesamt viel seltener erwähnt als Mitochondrien. Auch im eigenen Material treten segregierte Mikrokörper zahlenmäßig in den Hintergrund. Teilweise sind sie gegenüber den frei im Cytoplasma gelegenen völlig unverändert (Abb. 1a). Erwähnenswert sind Strukturveränderungen, welche die zunehmende Desintegration begleiten. Sie betreffen sowohl die Membran (Abb. 1) als auch die Matrix (Abb. 2).

Die üblicherweise 60—70 Å dicke *Membran* erfährt bei segregierten Mikrokörpern eine auffallende Verdickung, manchmal schon, wenn ihre Kontinuität in der im Schnitt getroffenen Circumferenz noch besteht, in besonderem Maße aber, wenn die Kontinuität verlorengegangen ist. Die Dicke der Membranbruchstücke unterliegt deutlichen Schwankungen und beträgt bis zu 140—150 Å. Diese Membranen sind meist sehr kräftig osmiophil, dabei oft nicht besonders scharf abgegrenzt (Abb. 1b—i). Häufig entsprechen sie in ihrem Verlauf etwa der ursprünglichen Mikrokörpermembran; sie können aber auch einen welligen Verlauf, manchmal eine parallel geschichtete Lagerung aufweisen (Abb. 1c, i), und schließlich kommen völlig gestreckt verlaufende Abschnitte vor (Abb. 1d, e).

Als eine besondere Struktur, die sich von der *Matrix* segregierter Mikrokörper ableitet, sind die mit Osmium fixierbaren *Mikrotubuli* zu nennen (Pfeifer, 1969a). Sie sind manchmal als Einzelexemplare in noch relativ gut erhaltenen Mikrokörpern zu finden (Abb. 2a, b); in Stadien fortgeschrittener Auflösung liegen sie dann zu mehreren und regellos orientiert; nicht selten findet man sie um ein Nucleoid herum gelegen (Abb. 2c, d, f). Besonders gut sind sie zu erkennen, wenn die Umgebung (durch Flüssigkeitseinstrom?, durch präparativ bedingten Substanzverlust?) aufgehellt ist. Der Durchmesser der Tubuli beträgt außen 280 Å, innen 150 Å, so daß eine Wandstärke von 65 Å resultiert. Wir finden diese Mikrotubuli sowohl — wie bereits beschrieben — nach Teilhepatektomie (Abb. 2c, d) als auch nach Pfortaderast-Ligatur (Abb. 2a, b, e) und extrem selten auch bei Kontrolltieren (Abb. 2f).

c) Endoplasmatisches Reticulum ist nicht selten Bestandteil autophagischer Vacuolen. Es kann alleiniger Inhalt sein oder zusammen mit anderen Organellen vorliegen, und zwar in der agranulären oder granulären Modifikation. Im letzten Fall hat man manchmal den Eindruck, daß sich Ribosomen von den segregierten Membranen ablösen. Charakteristische Strukturen, die sich vom endoplasmatischen Reticulum herleiten, sind uns nicht begegnet. Die Verformung, die manche Cisternen in Vacuolen erfahren, machen manchmal die Entscheidung schwer, ob auch Cisternen des Golgi-Apparates mit eingeschlossen werden. Es ist dies nicht mit genügender Sicherheit zu beurteilen. Manche mit Lipidgranula gefüllten Vesikel (Abb. 19a) können aber als zum Golgi-Apparat gehörig betrachtet werden.

d) Schließlich sind hier noch *Vacuolen verschiedener Herkunft* zu nennen, die zum Inhalt autophagischer Vacuolen werden können. Wie bereits erwähnt, kommt es manchmal zur Doppeltsegregation (Abb. 3), so daß eine autophagische Vacuole in einer anderen zu liegen kommt. Auch „peribiliäre dichte Körper" und gelegentlich die nach Teilhepatektomie auftretenden hyalinen Eiweißtropfen (Abb. 4) werden manchmal in autophagische Vacuolen eingeschlossen.

2. Paraplasmatische Substanzen

a) Glycogen ist in ganz unterschiedlicher quantitativer Wertigkeit Bestandteil autophagischer Vacuolen (Abb. 3, 5, 7—9, 12, 16). Es kann gleichsam nur nebenbei, d. h. neben segregierten Cytoplasmaorganellen, in Vacuolen eingeschlossen sein. In solchen Fällen ist nicht selten die Anordnung in Rosetten erhalten, insbesondere dann, wenn die gesamte segregierte Portion noch wenig verändert ist. In den meisten Fällen unterscheidet sich aber intravacuoläres Glycogen vom intracytoplasmatischen, sei es dadurch, daß es in monopartikulärer Form vorliegt, sei es durch eine sehr dichte, gleichmäßige Lagerung, wobei dann nicht mehr sicher zwischen α- und β-Partikeln zu unterscheiden ist. Es füllt die jeweilige Schnittfläche gänzlich oder teilweise aus und ist von der Vacuolenmembran praktisch immer durch eine 100—150 Å breite helle Zone (s. u.) getrennt. Gelegentlich enthalten Vacuolen außer dem segregierten Glycogen nur noch matrixartiges Material (Abb. 7a—c; 12a, b), welches meist ganz der Matrix peribiliärer dichter Körper gleicht. Die beiden Komponenten Glycogen und Matrix liegen oft räumlich getrennt in der Vacuole.

Bemerkenswert sind die Größenunterschiede der eingeschlossenen Glycogenportionen, insbesondere nach der Pfortaderastligatur. Hier findet man glycogenhaltige Vacuolen bzw. Vesikel mit Durchmessern zwischen 3 μ und 400 Å. Ob es sich bei den kleinen „Vesikeln" (Abb. 9) auch um isolierte Gebilde handeln kann oder ob sie immer in Verbindung mit anderen stehen, ist bislang auch anhand von Serienschnitten nicht sicher zu entscheiden (s. Absatz Formvariabilität).

b) Neutralfett ist die andere paraplasmatische Substanz, welche in autophagische Vacuolen eingeschlossen werden kann. Es zeigt dann die nämlichen Charakteristika wie frei im Cytoplasma liegendes Fett, also homogene Beschaffenheit und gelegentlich auftretenden „Shatter". Irgendein Strukturwandel ist nicht zu erfassen. Das miteingeschlossene Cytoplasma bildet manchmal einen nur schmalen verdichteten Saum (Abb. 4b). Eine Besonderheit sind verformte Fetttropfen innerhalb des segregierenden Spaltes (Abb. 23a, c, d), die an anderer Stelle noch zu erläutern sind.

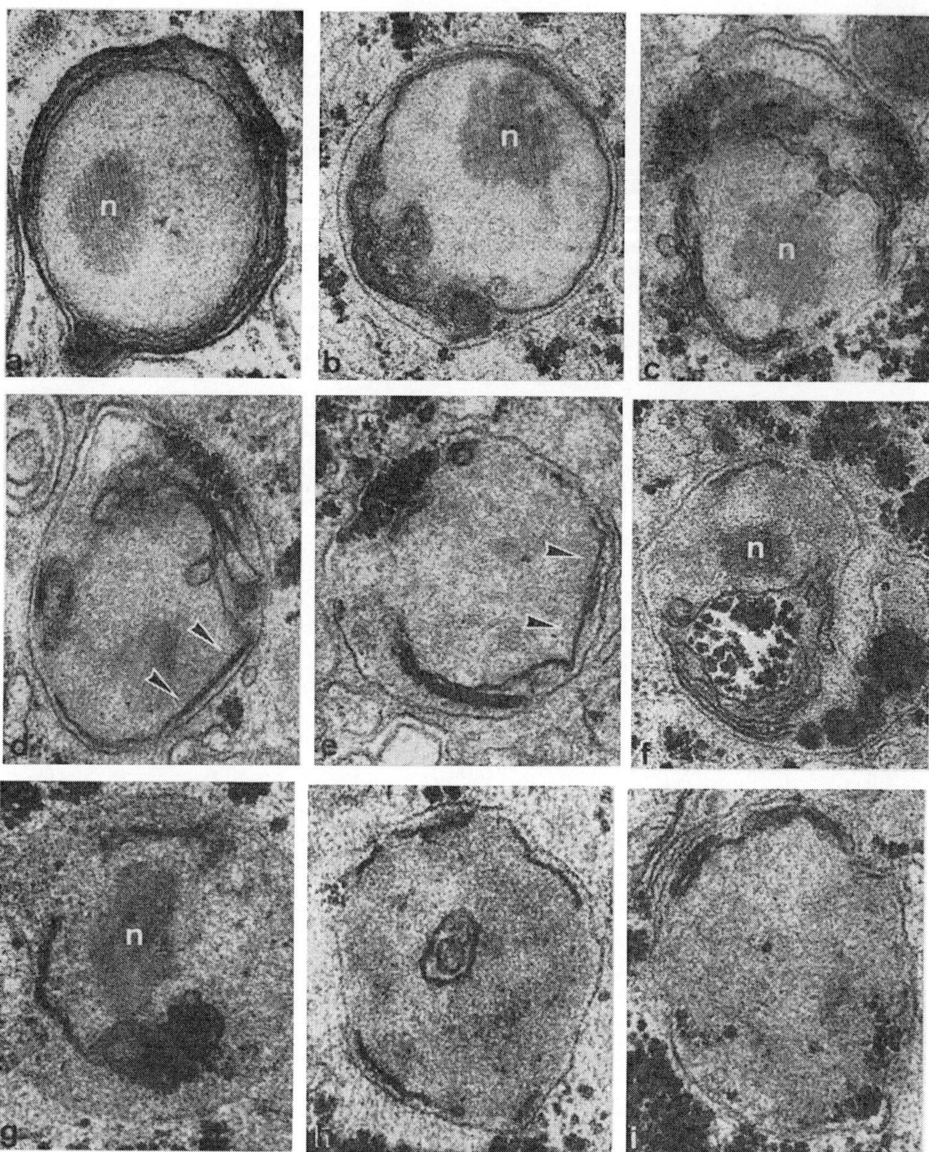

Abb. 1a—i. Strukturwandel segregierter Mikrokörper I. Veränderungen der Membran. a Unver-
änderter Mikrokörper mit Nucleoid (*n*) in einer autophagischen Vacuole. b Segregierter
Mikrokörper mit teilweise verdickter und vermehrt osmiophiler Membran. c In Zerfall
begriffener Mikrokörper mit verdickten, teilweise parallel geschichteten Membranbruch-
stücken. d und e Gestreckt verlaufende Abschnitte der verdickten Membran, vergleichbar
den „marginal plates". f und g Reste der verdickten Membran um das Nucleoid (*n*) herum,
in g haben sich die Membranen teilweise zu einem welligen Knäuel formiert. h und i Die
verdickten Membranteile sind neben der Matrix das einzige, was auf eine vorausgegangene
Mikrokörper-Segregation hinweist. Osmiumfixation; Nachkontrastierung mit Bleihydroxyd;
45000—65000 ×

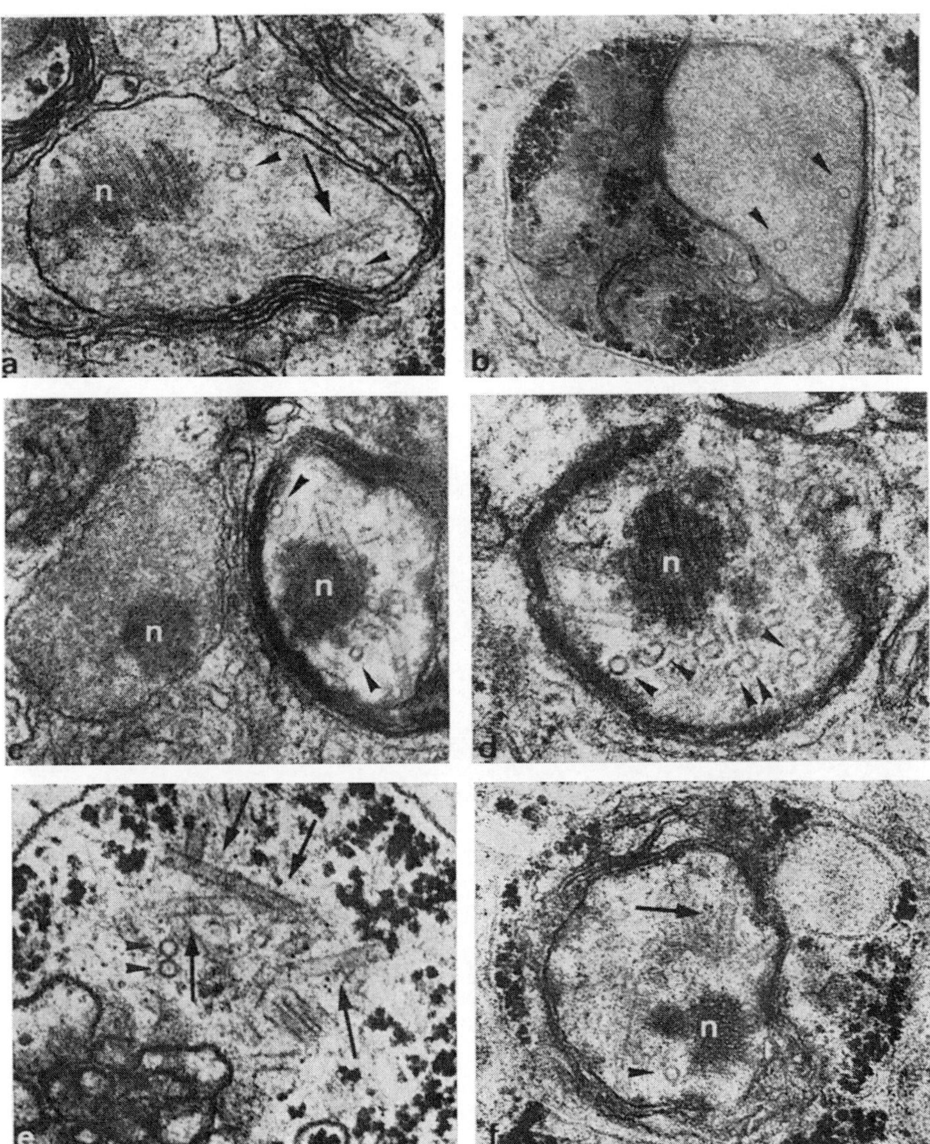

Abb. 2a—f. Strukturwandel segregierter Mikrokörper II. Entstehung von „Zerfallstubuli"
aus der Matrix. a, b und e Nach Pfortaderastligatur; c und d nach Teilhepatektomie;
f in Kontrollgewebe. Die kurzen Pfeile markieren quergetroffene, die langen Pfeile längs-
getroffene Tubuli. In a, c, d und f sind die Nucleoide (n) mit getroffen. In c intra-
cytoplasmatischer (links) und intravacuolärer Mikrokörper (rechts). Osmiumfixation; Nachkontrastierung mit Bleihydroxyd (a, b, e, f) bzw. Uranylacetat (c, d); 51 000—85 000 ×

3. Im Grundcytoplasma nicht enthaltene Strukturen

Dazu sind neben den schon abgehandelten O-Mikrotubuli einmal myelinähnliche Gebilde zu rechnen; sie sind vielfach beschrieben, spielen aber in unserem
Material keine besondere Rolle. Eine andere Kategorie bilden optisch leere, nadel-

2*

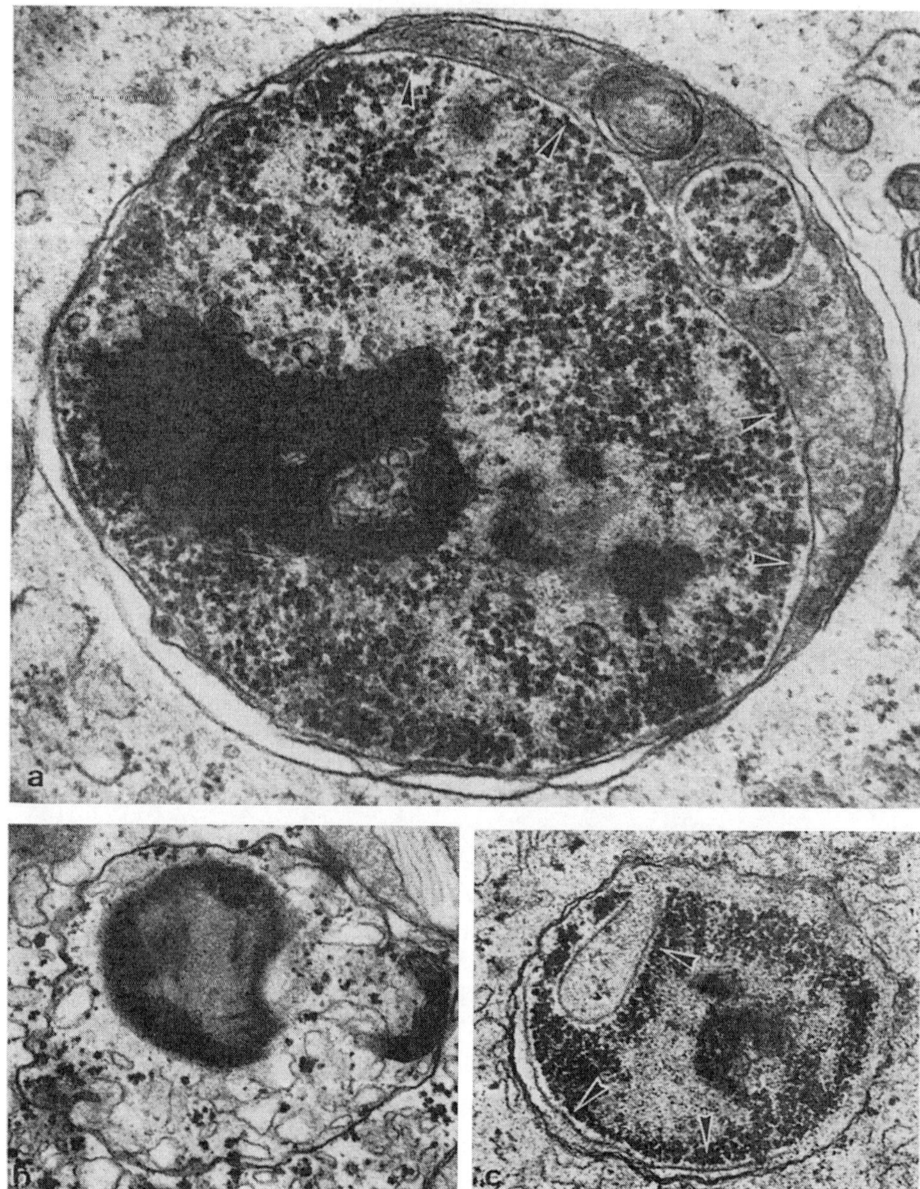

Abb. 3 a—c. Autophagische Vacuolen als Inhalt autophagischer Vacuolen (Doppeltsegregation). a Eine große und eine kleine Vacuole — beide enthalten vorwiegend Glycogen, die Grenzmembran der größeren ist durch Pfeile markiert — sind zusammen mit einer sichelförmigen Cytoplasmaportion zu einer großen autophagischen Vacuole zusammengefaßt. Diese wird teils durch einen segregierenden Spalt (Doppelmembran), teils durch eine kompakte Membran begrenzt (vgl. Abb. 14 und 15). b Eine kondensierte autophagische Vacuole mit Resten eines Mitochondrions ist zusammen mit noch nicht verändertem Cytoplasma durch eine wellig verlaufende kompakte Membran ausgegliedert. c Eine glycogenhaltige, an einer Stelle eingebuchtete (vgl. Abb. 6 und 7) Vacuole, deren Membran durch Pfeile markiert ist, wird durch eine meist kompakte, stellenweise aufgesplitterte Membran umgeben. Osmiumfixation; Nachkontrastierung mit Bleihydroxyd; a 54000 ×, b 35000 ×, c 48000 ×

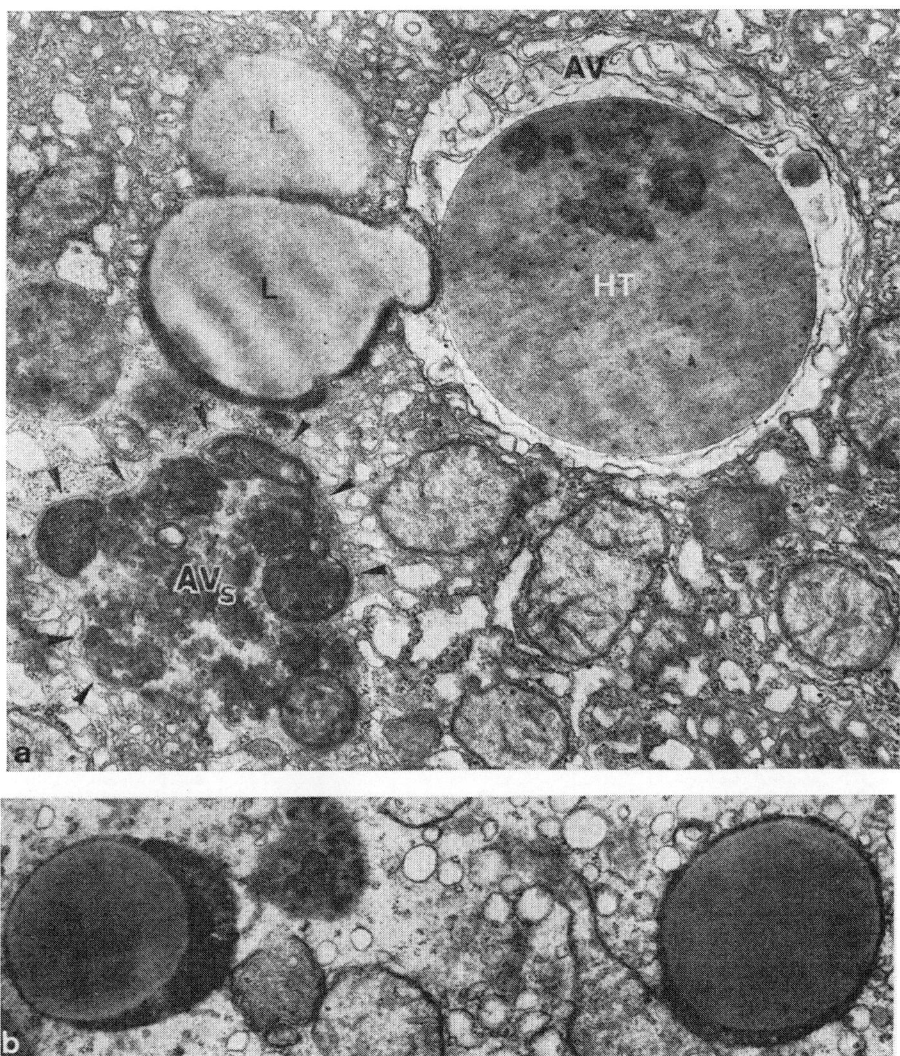

Abb. 4a und b. Der Inhalt autophagischer Vacuolen. a Links unten größere „Sammelvacuole" (AV_s), in der neben lockerem ungeordnetem Material mehrere kondensierte Einzelportionen zu erkennen sind; die Membran der Vacuole ist nur teilweise senkrecht zur Schnittebene getroffen (➤). Rechts oben große autophagische Vacuole (AV), deren Inhalt hauptsächlich aus einem hyalinen Bluteiweißtropfen (HT) besteht. b Zwei autophagische Vacuolen mit eingeschlossenen Fetttropfen; das mitsegregierte Cytoplasma bildet eine nur schmale schalenförmige Zone. Osmiumfixation; Nachkontrastierung mit Bleihydroxyd; 20000 ×

oder quaderförmige Räume ohne eigene Membranbegrenzung, die vor allem im Zusammenhang mit der Glycogensegregation auffallen (Abb. 5); wir finden sie in einer Länge bis 2,5 μ und einer Breite bis 450 Å. Sie kommen im freien Cytoplasma von Leberepithelien nicht vor.

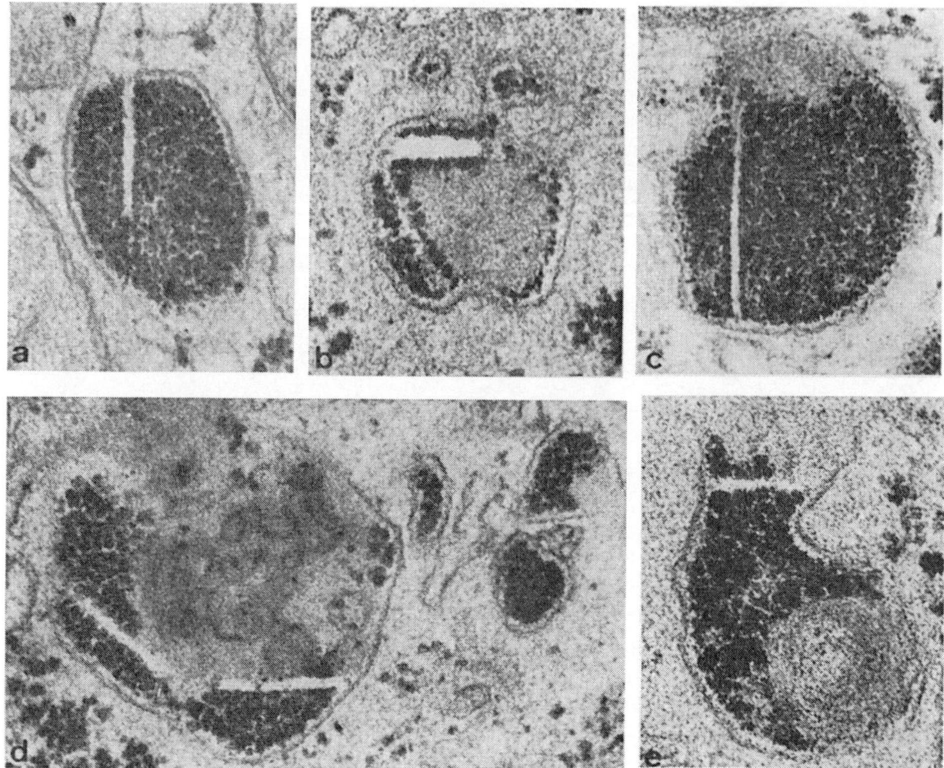

Abb. 5a—e. Nadel- und quaderförmige, elektronendurchlässige Aussparungen im segregierten Material, bevorzugt zwischen segregiertem Glycogen. Offenbar handelt es sich um eine durch Präparation herausgelöste, kristallin geordnete Substanz (Lipid ?). Osmiumfixation; Nachkontrastierung mit Bleihydroxyd; 70000—80000 ×

Zu der Gruppe von intravacuolären Strukturen, die im freien Cytoplasma nicht vorhanden sind, gehören schließlich auch noch die bereits bei der Beschreibung glycogenhaltiger Vacuolen erwähnten matrixartigen Substanzen, die allerdings morphologisch nicht exakt zu definieren sind.

B) Formbesonderheiten autophagischer Vacuolen

Nicht selten weichen autophagische Vacuolen von der angenäherten Kugelform beträchtlich ab, wobei sich im Schnittbild oft nur schwer deutbare Profile

Abb. 6a und b. Verformte autophagische Vacuolen. a Nach Teilhepatektomie mit segregiertem endoplasmatischem Reticulum (*ER*), einem Mikrokörper (*Mb*) und uncharakteristischen Membranen, b nach Pfortaderastligatur mit segregiertem Glycogen (*G*), einem Mitochondrion (*Mi*) und Mikrokörper (*Mb*). Zahlreiche Einbuchtungen (Hinweispfeile) sind mit feinflockigem, manchmal aufgehelltem Grundcytoplasma angefüllt. Die Vacuolen erhalten dadurch, besonders in a, ein „angefressenes" Aussehen. Der durchbrochene Pfeil in b soll die in der Schnittebene nicht getroffene Verbindung zwischen der scheinbar eingeschlossenen Grundplasmaportion und dem Cytoplasma veranschaulichen. Osmiumfixation; Nachkontrastierung mit Bleihydroxyd; a 30000 ×, b 50000 ×

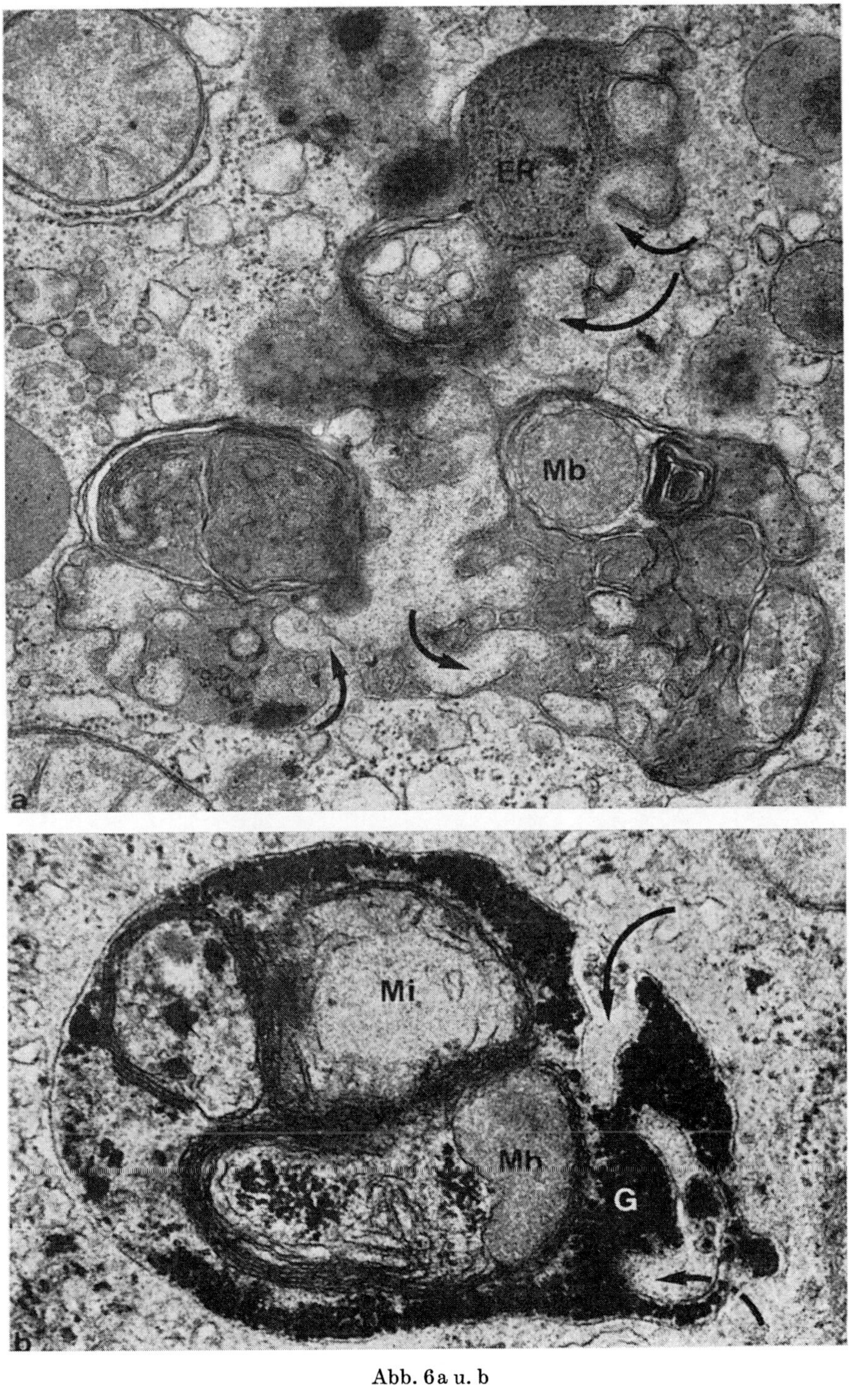

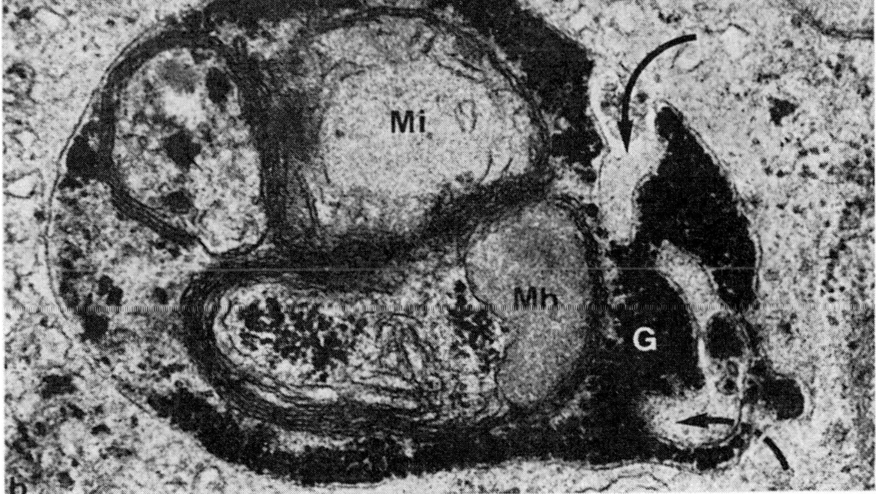

Abb. 6a u. b

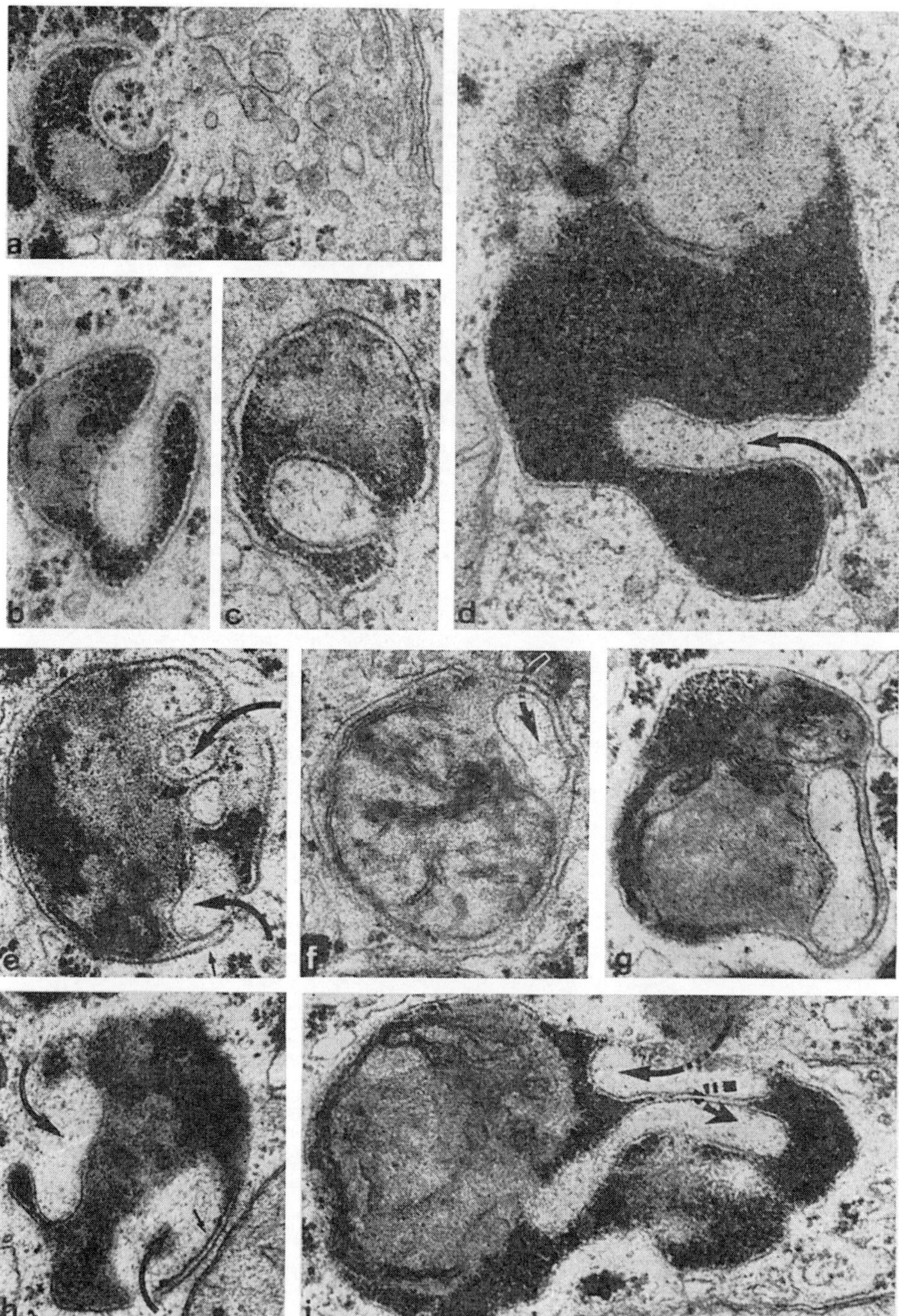

Abb. 7a—i. Verformte autophagische Vacuolen. Einbuchtungen der Grenzmembran, in d, e und h durch Pfeile markiert, werden von einem oft aufgehellten, feinflockigen Grundplasma ausgefüllt. Durch enge Anlagerung der eingestülpten Membranabschnitte an die Vacuolenmembran entstehen Doppelprofile (kleine Pfeile in c und h), die bei entsprechender Schnittführung als henkelförmige Profile in f, g und i in Erscheinung treten. Osmiumfixation; Nachkontrastierung mit Bleihydroxyd; 40000—54000 ×

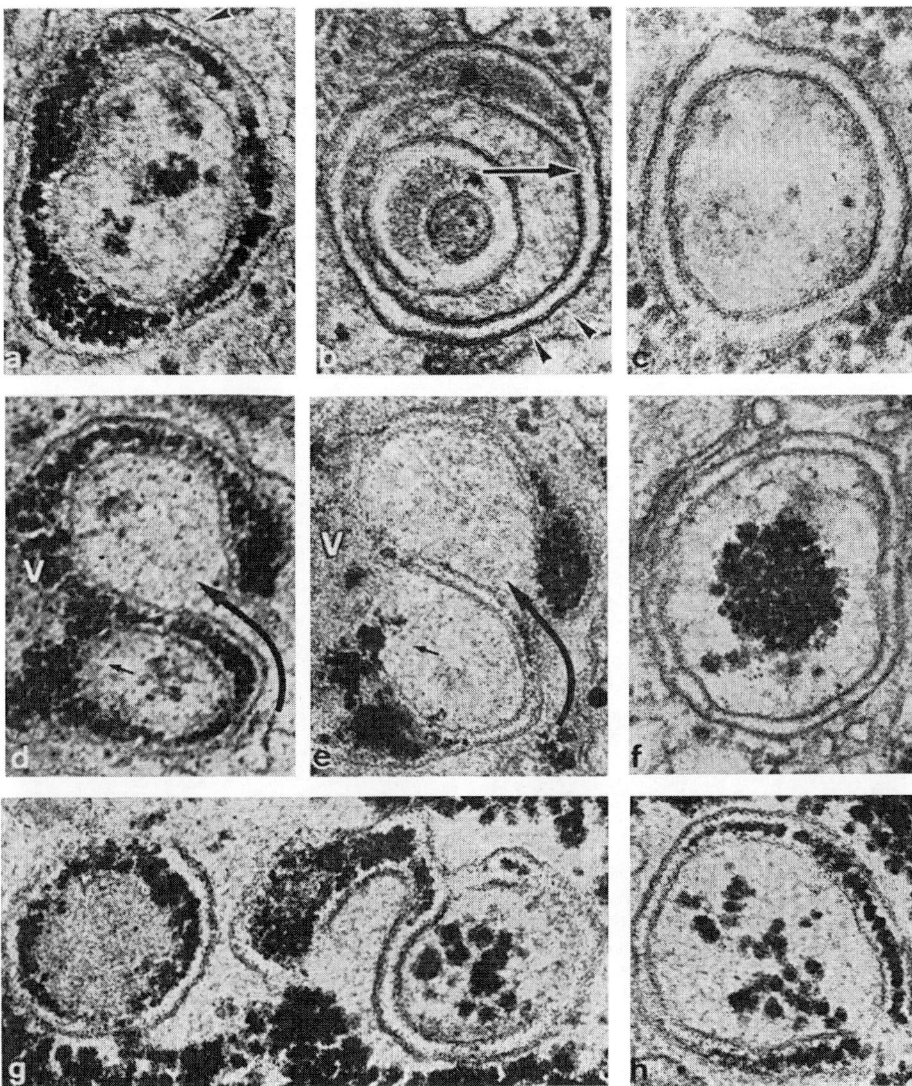

Abb. 8a—h. Verformte autophagische Vacuolen (vgl. Abb. 13). a, b, c und f Ringförmige
Profile (vgl. Abb. 13, *IK*); in a mit eingeschlossenem Glycogen; b durch wechselnde
Ein- und Ausstülpung entstehen zwei ineinander liegende Ringe, die durch matrixartiges
Material stellenweise verdickt sind (Abb. 13, *EF*). Bei → vereinigt sich der „innere Coat"
zu einer breiteren hellen Zone, die in c und f den alleinigen Inhalt des Ringes ausmacht,
d und e S-förmige Profile, die durch zwei Einstülpungen in eine Vacuole (*V*) entstehen;
bei der oberen Einstülpung ist die Verbindung zum Grundplasma im Schnitt getroffen
(gebogene Pfeile); die kurzen Pfeile markieren Stellen, an denen durch Schrägschnitt eine
Kommunikation zwischen eingestülptem Grundcytoplasma und dem Vacuoleninhalt vorgetäuscht wird. g und h Cisternenartige Profile (Abb. 13, *GH*); zwischen den Membranen teils
Glycogen, teils nur noch „innerer Coat". In a und b ist stellenweise der asymmetrische
Membranaufbau zu erkennen (kurze Hinweispfeile). Osmiumfixation, Nachkontrastierung mit
Bleihydroxyd; 75000—110000 ×

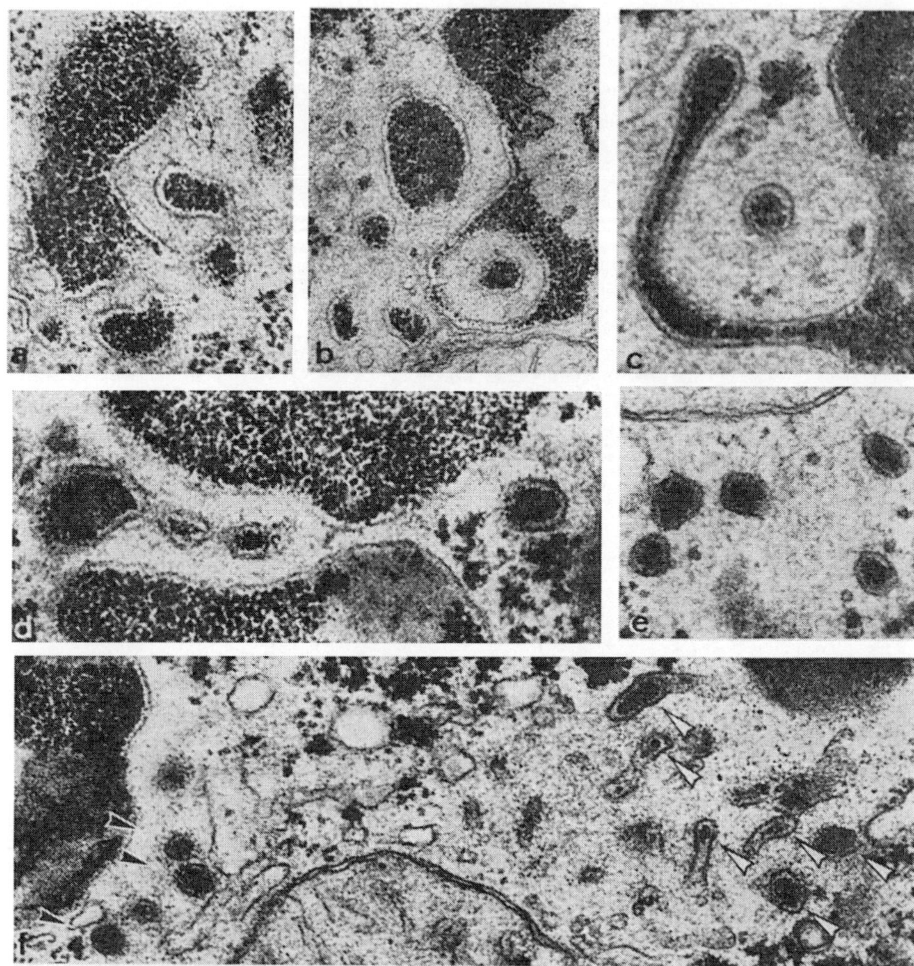

Abb. 9a—f. Autophagische „Tubulo-Vesikel". Glycogenhaltigen Vacuolen benachbart (a—d)
oder ohne im Schnitt nachweisbare räumliche Beziehung zu ihnen (e und f rechts) liegen
in feinflockigem Grundplasma eingebettet vesiculäre und tubuläre Profile, die einzig aufgrund
ihres Glycogengehaltes der Autophagie zugeordnet werden können. Stets liegt zwischen der
Membran und dem Glycogen die 100—150 Å breite helle Zone („innerer Coat"). Osmiumfixation; Nachkontrastierung mit Bleihydroxyd; 50000—90000 ×

ergeben. Ihre Zuordnung zu autophagischen Vacuolen ist häufig nur durch
intravacuolär eingeschlossenes Glycogen möglich, welches sich Formveränderungen
offenbar leicht anpaßt. Der einfachste Fall einer Formabweichung ist eine
Einbuchtung der Vacuole, die man anders auch als eine zungen- oder finger-
förmige Protrusion von Grundcytoplasma (Abb. 6a, b; 7a—d, h) in die Vacuole
betrachten kann. Schnittbedingt imponieren diese Buchten nicht selten als intravacuolär gelegene, membranumgebene Hohlräume (Abb. 6b; 7e—g, i). Ist die Membran teilweise flach getroffen, so kann eine Kommunikation zwischen dem eingestülpten Grundplasma und dem Inhalt der autophagischen Vacuole vorgetäuscht

werden (Abb. 8d, e; 13, *CD*). Der eingestülpte Anteil der Membran kann der übrigen Membran bis auf 250—300 Å genähert sein und parallel zu ihr verlaufen. In diesen Fällen resultiert bei entsprechender Schnittführung ein „korbhenkel"-ähnliches Profil an einer Seite der autophagischen Vacuole (Abb. 7f, g; 13, *A B*). Schließlich können auch ringförmige (Abb. 8a—c, f; 13, *EF*, *JK*) und S- oder hufeisenförmige (Abb. 8d, e, g, h; 13, *GH*) Formationen entstehen.

Vesiculäre und tubuläre Profile (Abb. 9) lassen sich allerdings alleine mit Einbuchtungen als formgebendem Prinzip nicht ohne weiteres erklären, auch wenn man die in Abb. 13 dargestellten Möglichkeiten der Interpretation von Schnittbildern heranzieht. Der Versuch, mit Hilfe von Serienschnitten die räumlichen Zusammenhänge zu erfassen (Abb. 10 u. 11) hat bisher ergeben, daß oft Verbindungen zwischen glycogenhaltigen, d.h. autophagischen, „Vesikeln" und größeren Vacuolen existieren, so daß nicht nur Einbuchtungen, sondern auch Abflachungen oder längliche Ausziehungen von Vacuolenbezirken zur Erklärung mancher Formbesonderheiten in Betracht zu ziehen sind. Ob die aufgezeigte Verbindung zwischen „Vesikeln" und großen Vacuolen obligat ist oder ob auch echte, also isolierte autophagische Vesikel vorkommen, ist durch die bis jetzt vorliegenden Bilder noch nicht befriedigend geklärt.

Die tubulo-vesiculären Profile können bei oberflächlicher Betrachtung mit Golgi-Cisternen oder -vesikeln oder mit endoplasmatischem Reticulum verwechselt werden; sie sind jedoch durch das mit Sicherheit per Autophagie segregierte Material und durch die Membranbeschaffenheit (Membrandicke, innerer Coat) davon zu unterscheiden (Abb. 12a—f). Nicht immer sind die henkelartigen, ringförmigen, hufeisenförmigen oder tubulo-vesiculären Profile von vorneherein sicher der Autophagie zuzuordnen, dann nämlich, wenn sie oder die mit ihnen in Verbindung stehenden Vacuolen kein Material enthalten, welches eine Entstehung durch Autophagie bezeugt.

C) Die Membran autophagischer Vacuolen

Die Membran autophagischer Vacuolen, die morphologisch faßbare Grenze zwischen dem segregierten Inhalt und dem Grundcytoplasma also, ist in der Regel eine einfache Membran. Sie ist nicht immer in der gesamten Circumferenz distinkt dargestellt, was bei der vorher beschriebenen Formenvielfalt auch nicht erwartet werden kann, da viel häufiger als bei rein kugelförmigen Gebilden manche Abschnitte nicht vertikal zur Schnittebene getroffen werden. Die Membran hat keinen durchweg einheitlichen Charakter. Sie ist in der Regel, aber nicht immer, etwas dicker als die Membranen des ER und der Mitochondrien (vgl. Arstila u. Trump, 1968). In manchen Fällen kann man einen trilamellären Aufbau erkennen; gelegentlich — vor allem bei den verformten Vacuolen mit Membranduplikaturen (s. o.) — zeigt sich eine asymmetrische Anordnung der drei Schichten: Die an das Grundplasma angrenzende Lamelle ist stärker osmiophil und manchmal etwas dicker als die dem Vacuoleninhalt zugewandte (Abb. 8a, b). Eine weitere Besonderheit, die man zur Beschreibung der Membran hinzunehmen kann, ist eine 100—150 Å breite helle Zone, die nicht selten vorkommt und die zwischen dem segregierten Material und der Membran liegt (Abb. 7—9, 12, 19). Bei den verschiedenen Nachkontrastierungen bleibt sie in

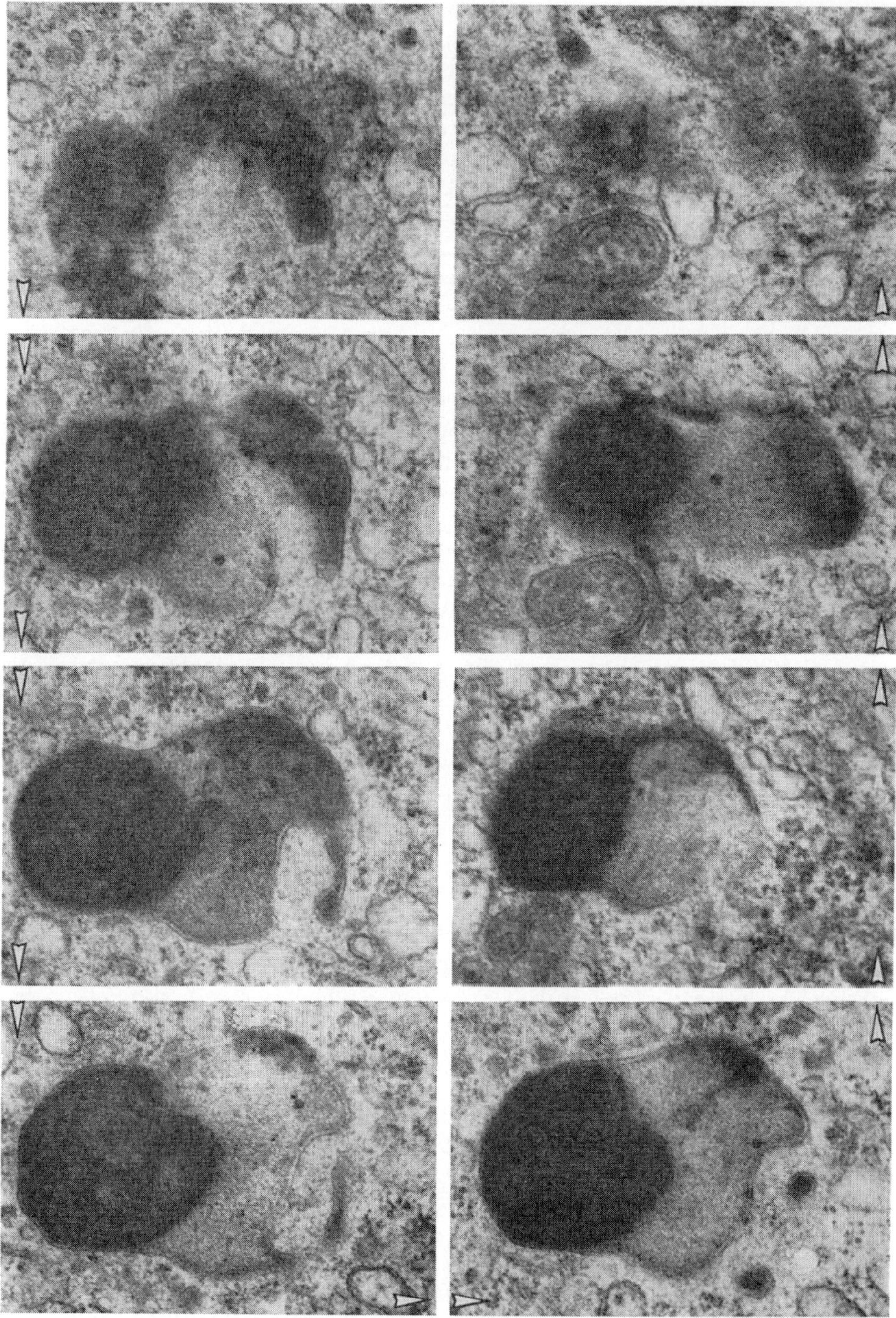

Abb. 10. Schnittserie durch eine verformte autophagische Vacuole, die teils mit segregierten Organellen, teils mit Glycogen angefüllt ist; letzteres ist nur schwach kontrastiert (Uranylacetat). Im Schnitt unten rechts als Vesikel imponierende Gebilde, die aufgrund der räumlichen Rekonstruktion (Abb. 11) als Ausläufer der Vacuole anzusprechen sind. Osmiumfixation; Nachkontrastierung mit Uranylacetat; 42000×

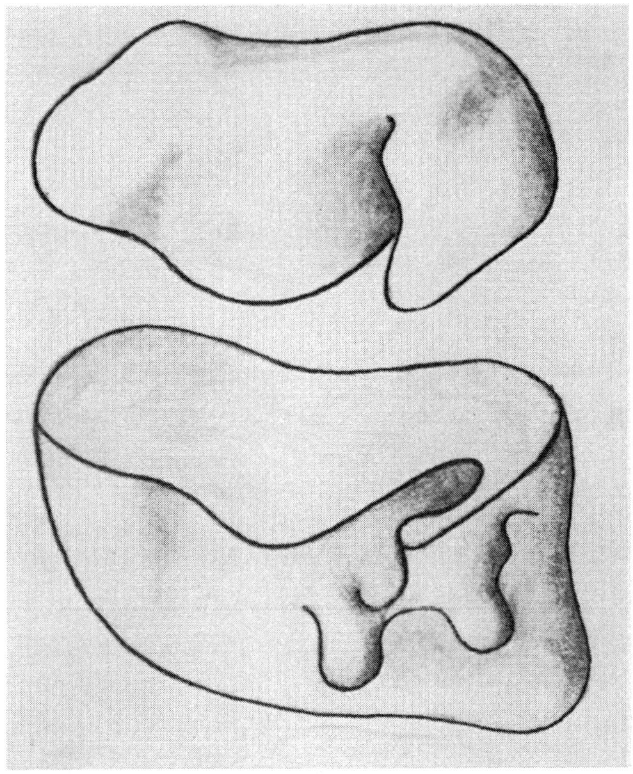

Abb. 11. Räumliche Rekonstruktion der in der Schnittserie (Abb. 10) dargestellten autophagischen Vacuole

gleicher Weise transparent, und auch mit der Silberproteinat-Reaktion, die wir zur selektiven Darstellung des Glycogens verwenden, läßt sie sich nicht positiv darstellen. Besonders deutlich tritt sie in Erscheinung, wenn Glycogen die äußere Zone oder den gesamten Inhalt der Vacuole ausmacht (Abb. 7—9, 12). Man findet sie aber auch zwischen der Vacuolenmembran und eingeschlossenen Membranen oder Organellen (Abb. 19).

Beim Versuch, Frühstadien autophagischer Vacuolen, d.h. solche mit noch unverändertem Inhalt, zu erfassen, stößt man, was die Vacuolenmembran betrifft, auf zwei Phänomene, auf Doppelmembranen und auf kompakte Membranen. Als Doppelmembran werten wir in diesem Zusammenhang nur diejenigen Fälle, die mit den später im einzelnen darzulegenden Irrtumsmöglichkeiten (Abb. 20) nichts zu tun haben. Kompakte Membranen sind auffallend dick und kräftig osmiophil. Die beiden Formationen können auch im gleichen Bild vorliegen und ineinander übergehen (Abb. 14c, 15a). Doppelmembranen sind häufiger nach Glutaraldehydfixation, kompakte Membranen häufiger nach Osmiumfixation (Abb. 15). Zwischen den beiden Blättern der Doppelmembran liegt meist eine „optisch leere" Zone unterschiedlicher Breite, die diesem Spaltraum ein vom intracisternalen Raum des endoplasmatischen Reticulum

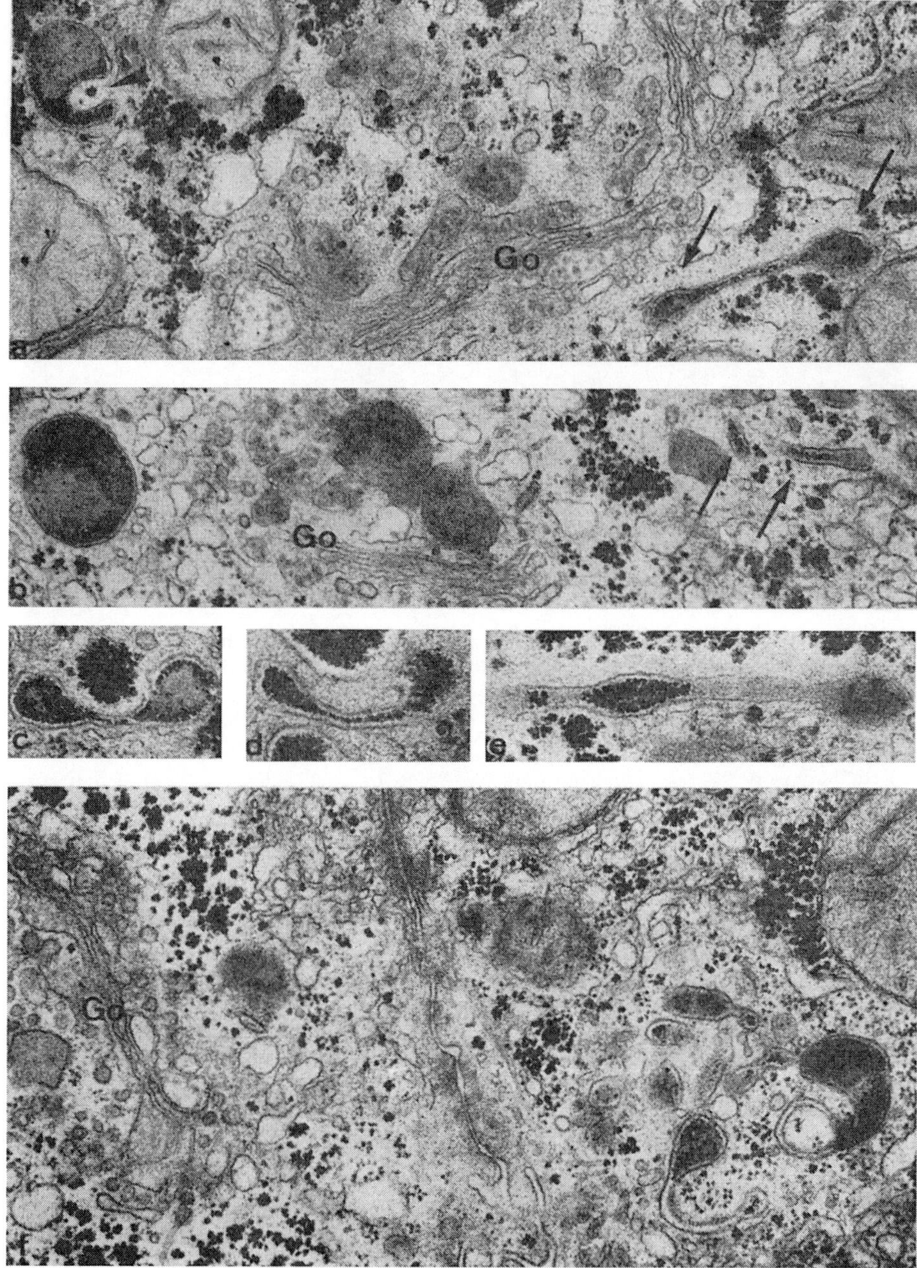

Abb. 12a—f. Cisternenartige Anschnitte verformter Vacuolen im Unterschied zu Cisternen des Golgi-Apparates (*Go*). a Eingebuchtete Vacuole (kurzer Pfeil) und cisternenartiges Profil (lange Pfeile), deren autophagische Natur durch eingeschlossenes Glycogen belegt wird. b Kleine cisternenartige glycogenhaltige Profile (Pfeile) in der Nähe des Golgi-Apparates. c, d und e Hantel- bzw. schlauchförmige „Golgi-ähnliche" Profile mit segregiertem Glycogen. f Golgi-Apparat (links) und hantel- bzw. henkelartig (vgl. Abb. 13) verformte Vacuolen (rechts). Die Golgi-Cisternen in a, b und f sind stets frei von Glycogen. Osmiumfixation; Nachkontrastierung mit Bleihydroxyd; 25000—40000 ×

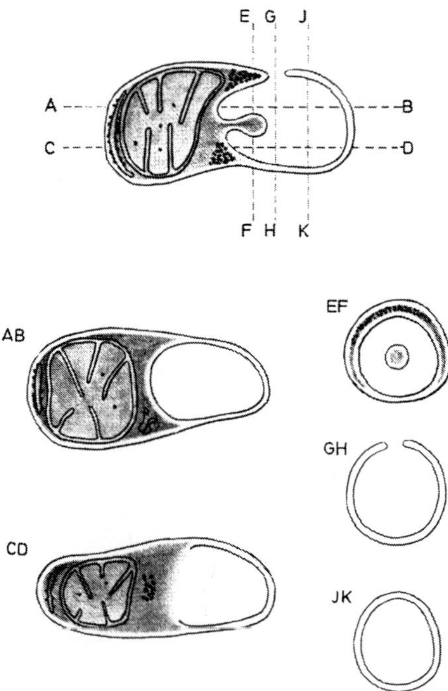

Abb. 13. Schematische Darstellung der bei verschiedenen Schnittebenen durch eine verformte autophagische Vacuole entstehenden Profile (vgl. Abb. 7—11)

deutlich unterscheidbares Aussehen verleiht (Abb. 15). Gesondert hinzuweisen ist auf Neutralfett innerhalb des segregierenden Spaltraumes, wie es in kleintropfig verfetteten Epithelien nach Teilhepatektomie vorkommt (Abb. 23a, c, d). Dabei verliert das Fett die übliche Tropfenform und paßt sich der Form des Spaltes an. Zwischen den Punkten, an denen der Kontakt des Fettes mit der inneren und der äußeren Membran abbricht, verläuft die Umrißlinie nicht selten konkav. Manchmal geht in diesem Bereich das Fett in feine wellenförmig verlaufende Lamellen über.

Gelegentlich kommen Cytoplasmaareale vor, die unvollständig segregiert sind. Die segregierende Struktur kann auch hier ein membranbegrenzter Spalt sein (vorwiegend nach Glutaraldehyd), der rein deskriptiv als Cisterne bezeichnet werden kann. In günstigen Fällen lassen sich solche „Cisternen" mit Sicherheit von Cisternen des endoplasmatischen Reticulum unterscheiden; sie liegen nämlich manchmal zwischen zwei Ergastoplasmacisternen in einer Position, wie sie für Cisternen des agranulären ER völlig uncharakteristisch ist (Abb. 14a, b). Nach Fixation mit Osmium sieht man ebenfalls gelegentlich partiell segregierte Areale. Das Äquivalent der nach Aldehyd faßbaren segregierenden Cisterne ist hier eine kompakte Membran, die manchmal an den Enden in ein schlaufenförmiges Profil übergeht (Abb. 15b).

In diesen Frühstadien kann die Membran, insbesondere nach der Aldehyd-fixation, auffallend dünn, eher dünner als Membranen des endoplasmatischen Reticulum sein. Manchmal verlaufen die Membranen auch unregelmäßig wellig

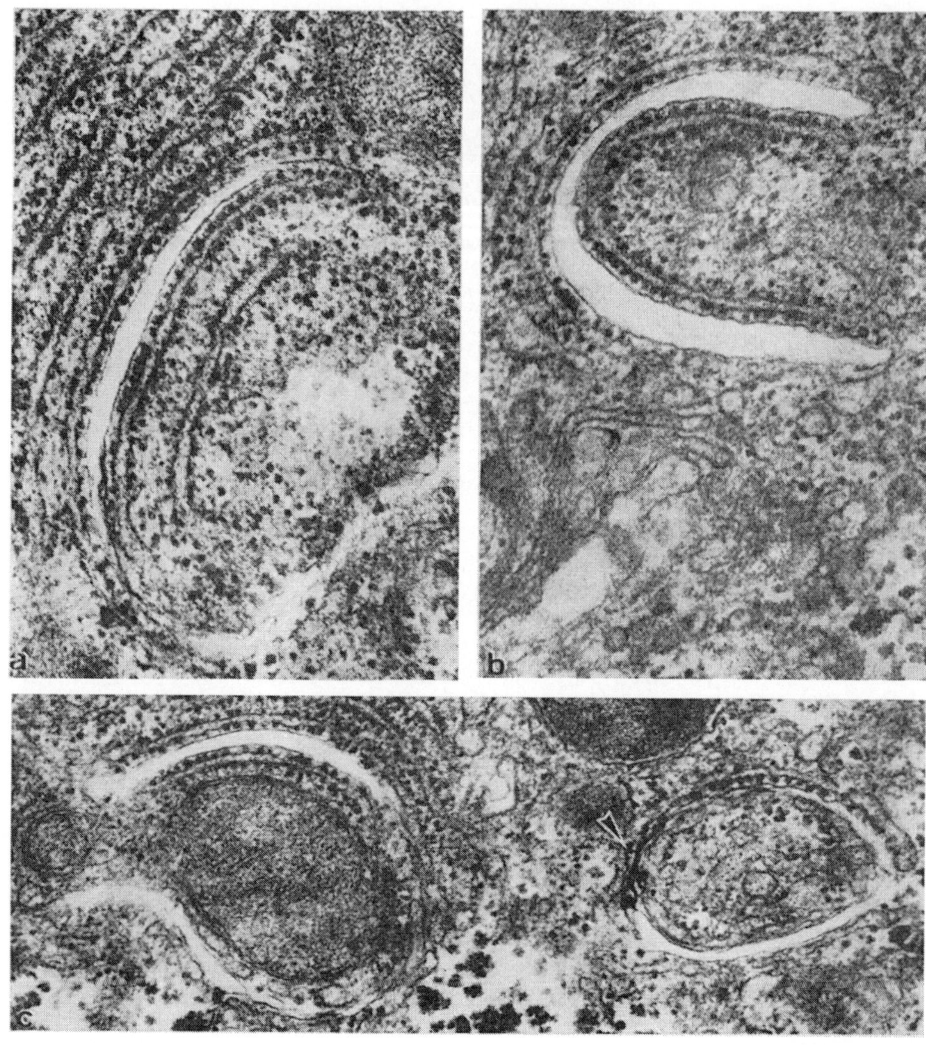

Abb. 14a—c. Frühstadien der Segregation. Perfusion mit Glutaraldehyd. a Zwischen zwei Ergastoplasmacisternen ein Spaltraum, der beidseits von einer dünnen Membran gegen das Grundplasma abgegrenzt ist. b Etwas weiter fortgeschrittenes Stadium der Segregation, links unten Golgi-Cisternen. c Unvollständig (links) und vollständig (rechts) segregierte Cytoplasmaportion; bei ▷ anstelle des segregierenden Spaltes kompakte Membran. Glutaraldehyd-Osmium-Fixation; Nachkontrastierung mit Bleihydroxyd; a und b 54000, c 44000 ×

und sehen wie zerknittert aus; das letztere gilt besonders für manche der kompakten Membranen. Bilder, die man als Frühstadien der Glycogensegregation ansprechen kann, findet man praktisch nur nach Fixation mit Aldehyd. Es handelt sich um unterschiedlich große Glycogenportionen, die von einer einfachen oder doppelten, oft sich nur ganz dünn darstellenden und wellig verlaufenden Membran umhüllt sind (Abb. 16). Das Glycogen ist meist dichter gepackt als

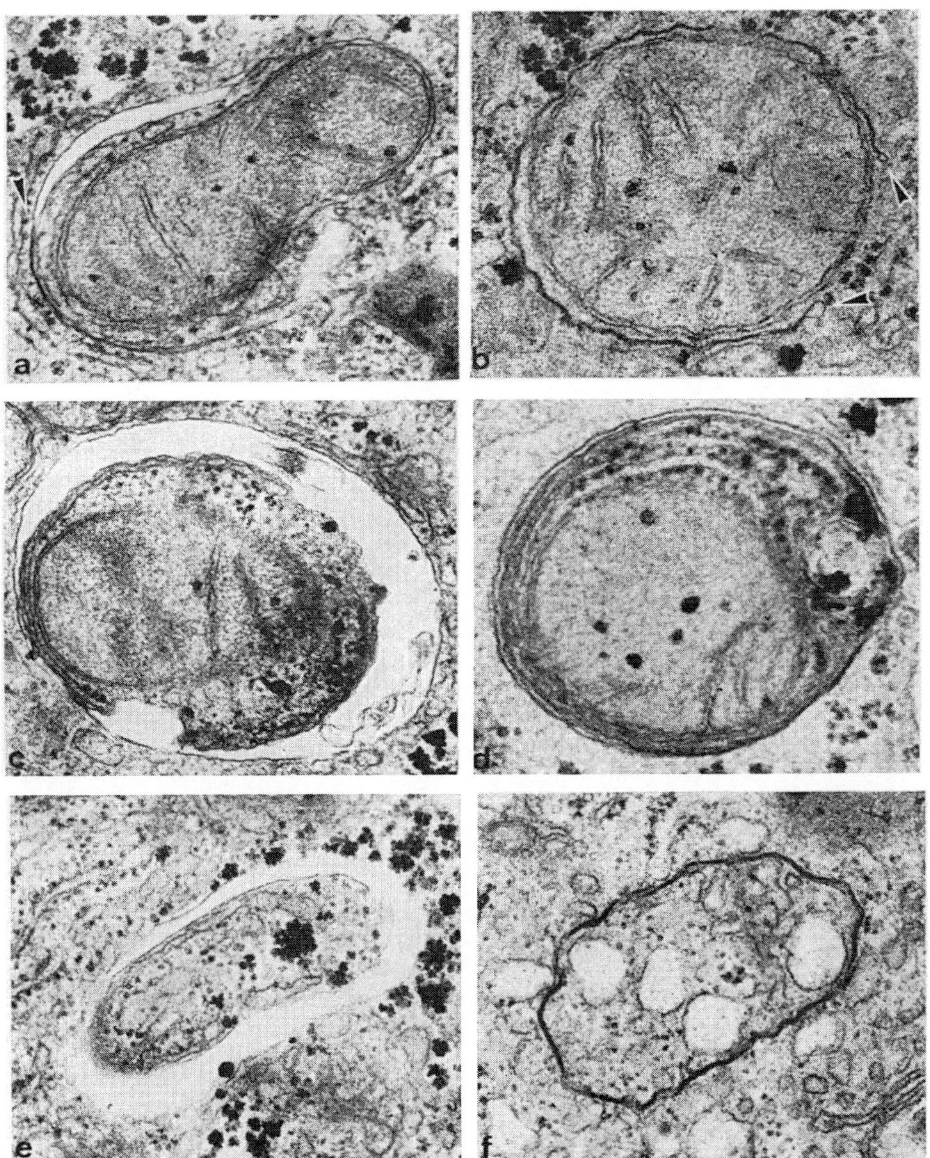

Abb. 15a—f. Frühstadien der cellulären Autophagie; Vergleich zwischen Glutaraldehyd-
(linke Reihe) und Osmiumfixation (rechte Reihe). a Unvollständig segregiertes Mitochondrion;
teilweise segregierender Spalt, bei ▷ geht dieser in eine kompakte Membran über. b Unvollständig segregiertes Mitochondrion nach OsO$_4$-Fixation; die wellig verlaufende kompakte
Membran geht an den Enden in je ein kleines schlaufenförmiges Profil über (▷).
c Vollständig segregierte Cytoplasmaportion mit breitem segregierendem Spalt nach
Glutaraldehyd. d Vollständig segregiertes Material; die Membran entspricht rechts unten
einer kompakten Membran, in der oberen Circumferenz liegt bereits die fertige Membran
mit dem „inneren Coat" (vgl. auch Abb. 19) vor. e und f Segregierender Spalt bzw.
kompakte Membran um ein kleines Cytoplasmaareal. Nachfixation mit Bleihydroxyd;
a—d um 50000 × ; e, f 42000 ×

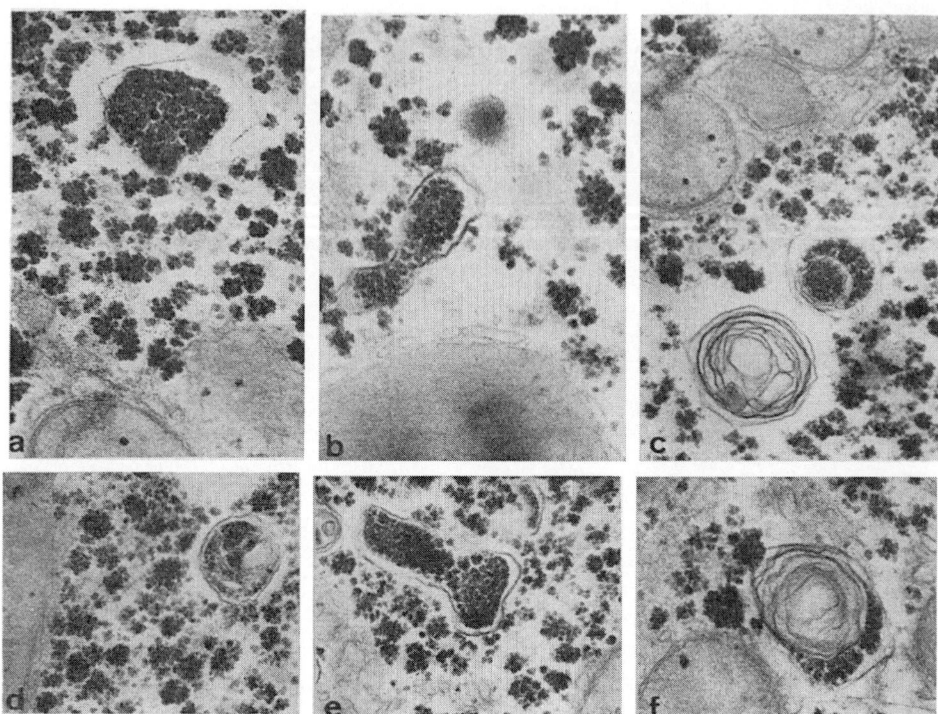

Abb. 16a—f. Frühstadien der Glycogensegregation nach Glutaraldehydfixation (Perfusion) in Kontroll-Leber. Unterschiedlich große, relativ dicht gelagerte Glycogenportionen werden von oft unregelmäßig verlaufenden ein- oder mehrfachen Membranen umgeben. In c und f ist die nahe Beziehung zu myelinartigen Gebilden dargestellt. Nachkontrastierung mit Bleihydroxyd; 25000—35000 ×

das frei im Grundplasma liegende. Die einhüllenden Membranen gleichen oft solchen, die eine myelinähnliche Anordnung aufweisen (Abb. 16 c, f) und die nach Aldehydfixation generell häufiger zu beobachten sind als nach OsO_4 (z.B. Curgy, 1967).

Von den bisher geschilderten Befunden der doppelmembranbegrenzten autophagischen Vacuolen müssen andere Bilder streng unterschieden werden, die zwar ein von einem Membranpaar umgebenes Areal zeigen, aber keine autophagischen Vacuolen sind. Dies gilt zuerst für taschenförmige Formationen des ER, die bei entsprechender Schnittführung wie segregierende Membranpaare aussehen können (Abb. 20a), eine Möglichkeit, auf die Ericsson (1969c) bereits hingewiesen hat. Eine enge Anlagerung der einen Cisternenmembran an die äußere Mitochondrienmembran bis auf 40 Å kommt bereits physiologischerweise vor (Abb. 17).

Weiterhin können die im vorausgegangenen Abschnitt beschriebenen Einstülpungen mit korbhenkelartigen Membranduplikaturen schnittbedingt als geschlossene Ringe imponieren (Abb. 8; 20b). Schließlich gibt es Einstülpungen von Cytoplasmafortsätzen in Nachbarzellen, die im Schnitt ebenfalls als geschlossene Ringe in Erscheinung treten können (Abb. 18; Abb. 20c); der Raum zwischen

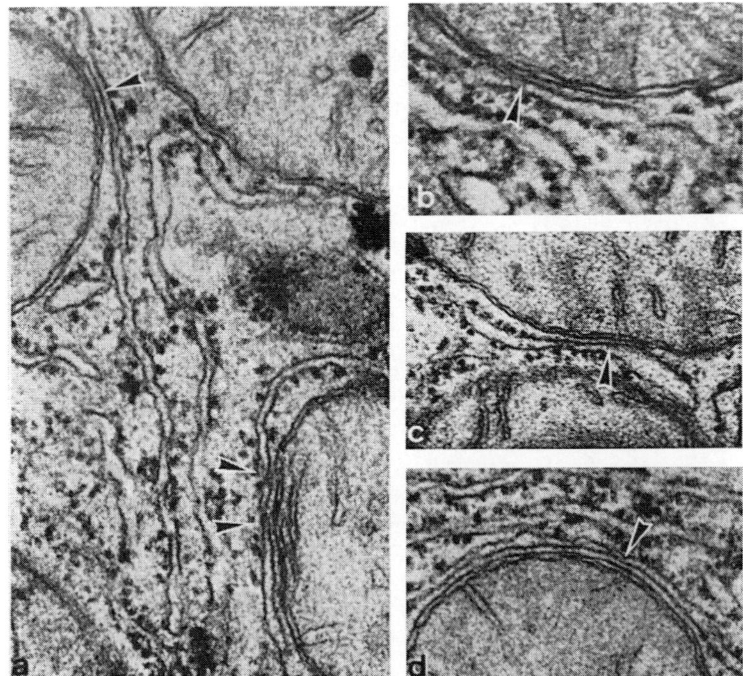

Abb. 17a—d. Enge räumliche Beziehungen zwischen Cisternen des endoplasmatischen Reticulum und Mitochondrien ohne Hinweis für Segregation. Die Pfeile markieren Stellen, an denen der Abstand zwischen ER-Membran und äußerer Mitochondrienmembran besonders eng wird und zwischen 70 und 40 Å betragen kann. Osmiumfixation; Nachkontrastierung mit Bleihydroxyd; 50000—70000 ×

den beiden Membranen ist Intercellularspalt und kann entsprechend unterschiedlich beschaffen sein. Meist zeigt er eine nicht ganz konstante Weite von 180—300 Å (Abb. 18b, c), gelegentlich sieht man aber auch Abschnitte, in denen die Membranen streng parallel ausgerichtet sind und einen Spalt von maximal nur 100 Å zwischen sich frei lassen (Abb. 18g, h). In manchen Anschnitten sind beide Membranverläufe getroffen (Abb. 18d, e).

Der enge Spalt mit dem streng parallelen Verlauf entspricht dem Nexus (Matter et al., 1969) bzw. der Gap junction (Revel u. Karnovsky, 1967); allerdings ist es unter unseren Präparationsbedingungen nicht gelungen, die beiden äußeren Blätter und den 20 Å breiten Spalt distinkt darzustellen.

Inwieweit solche Einstülpungen, die zuerst von Fawcett (1955) beschrieben worden sind, dem Intravitalzustand entsprechen, ist nicht sicher zu entscheiden. In unserem Material finden wir sie praktisch ausschließlich nach Immersionsfixation, nicht dagegen nach Perfusion, so daß die reale Existenz eher zweifelhaft erscheint. Es ist demnach auch wenig wahrscheinlich, daß sich solche Einstülpungen abschnüren und zu echten Vakuolen werden, die dann nach Ericsson (1969c) als heterophagische Cytosegresomen zu bezeichnen wären. Einen solchen Mechanismus nehmen Lennep et al. (1965) sowie Adams u. Hertig (1969) bei Zellen des Corpus luteum an. Cavazos (1970) schlägt für einen solchen Vorgang den Terminus „Homophagie" vor.

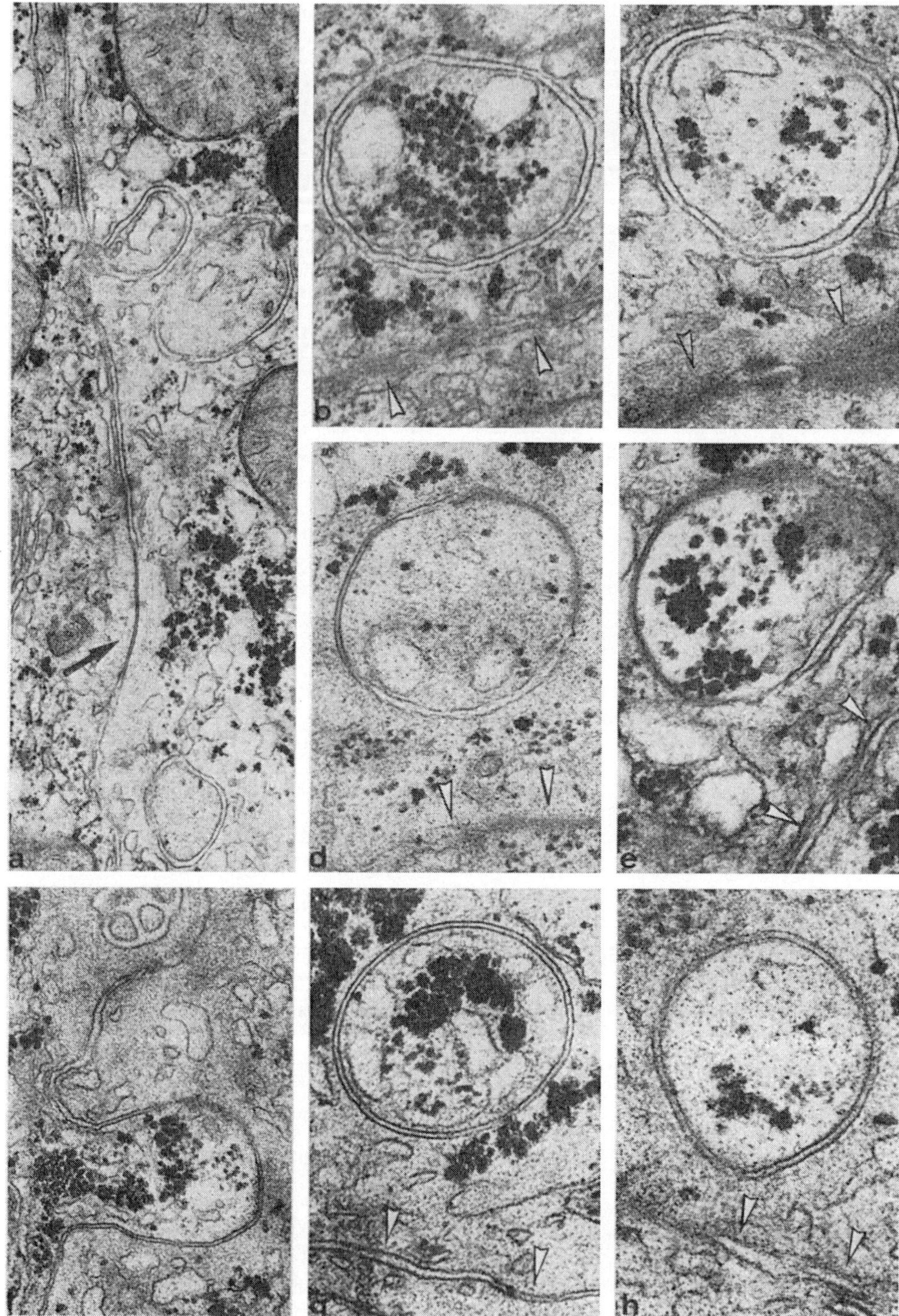

Abb. 18a—h. „Pseudo-autophagische Vacuolen" entstanden durch Anschnitt der Einstülpung eines Zellfortsatzes in die Nachbarzelle. a Grenze zwischen zwei Epithelien, teilweise geschlängelt verlaufend, bei → Gap junction mit streng paralleler Lagerung der Membranen.

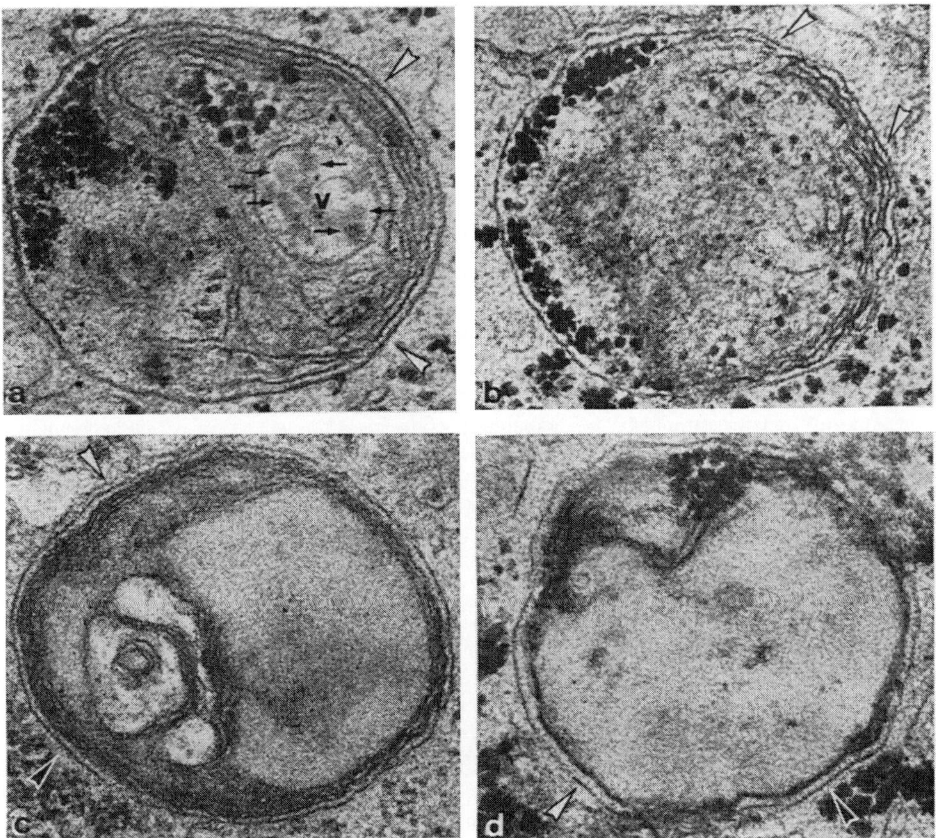

Abb. 19a—d. Autophagische Vacuolen mit „Pseudo-Doppelmembran". a und b Die Vacuolen enthalten Glycogen und Membranmaterial. Die äußerste der eingeschlossenen Membranen verläuft parallel zur Vacuolenmembran im selben Abstand, den auch das segregierte Glycogen einnimmt, und der dem „inneren Coat" entspricht. Schnittbedingt kann dann, wie in c, das Bild einer ringsum von einer doppelten Membran umgebenden Vacuole resultieren (vgl. Abb. 20d). d Auch die verdickte Membran eines segregierten Mikrokörpers (vgl. Abb. 1) kann durch den inneren Coat getrennt parallel zur Membran verlaufen. Osmiumfixation; Nachkontrastierung mit Bleihydroxyd bzw. Bleicitrat; 54000—70000 ×

b und c Pseudo-Vacuolen mit weitem und nicht ganz konstantem Abstand der Plasmamembranen. d und e Pseudo-Vacuolen, in deren Circumferenz die Membranen teils den weiten, teils den engen Abstand aufweisen; die letzteren Areale entsprechen der Gap junction (vgl. a →). Einstülpung der Zellgrenze im Bereich der Gap junction. g und h Pseudo-Vacuolen mit enger und streng paralleler Lagerung der Membranen entsprechend der Gap junction. Die kurzen Hinweispfeile bezeichnen jeweils senkrecht oder flach getroffene Zellgrenze. Vgl. auch Abb. 20c. Osmiumfixation; Nachkontrastierung mit Bleihydroxyd; a 23000 ×, b—e um 45000 ×, f 35000 ×, g und h 60000 ×

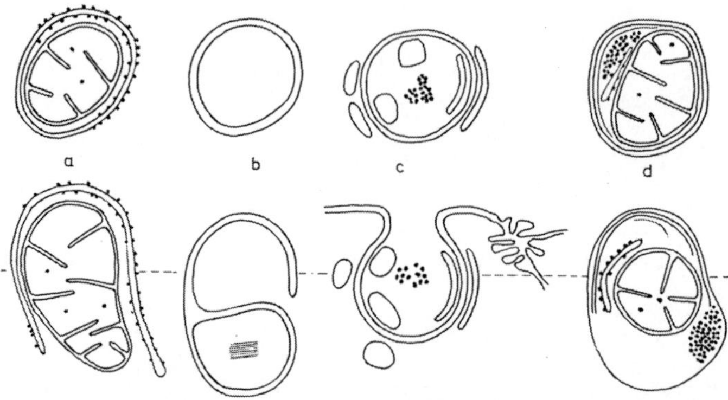

Abb. 20a—d. Schematische Darstellung der Möglichkeiten, die im Schnitt eine doppelmembranbegrenzte autophagische Vacuole vortäuschen können. a—c „Pseudovacuolen",
verursacht durch Anschnitte von a Cisternen des endoplasmatischen Reticulum, b verformten Vacuolen (vgl. Abb. 8 und 13) oder c eingestülpten Fortsätzen von Nachbarzellen (vgl. Abb. 18). d Autophagische Vacuole mit „Pseudo-Doppelmembran", deren
inneres Blatt zum segregierten Inhalt gehört (vgl. Abb. 19)

Neben diesen Bildern, die überhaupt keine Vacuolen darstellen, sondern auf
angeschnittene Einstülpungen des endoplasmatischen Reticulum, der Vacuolenmembran oder der Plasmamembran beruhen und die man zusammenfassend als
„Pseudo-autophagische Vacuolen" bezeichnen könnte, gibt es auch echte autophagische Vacuolen, in denen eine Begrenzung durch Doppelmembran nur vorgetäuscht ist dadurch, daß eingeschlossenes Membranmaterial parallel zur eigentlichen Vacuolenmembran verläuft (Abb. 19; Abb. 20d). Es kann sich dabei um
die Membran von segregierten Organellen handeln oder um nicht näher identi-
fizierbare Membranen. Der Abstand zwischen einer solchen Membran und der
Vacuolenmembran ist ziemlich konstant und entspricht der bereits beschriebenen
„hellen Zone".

III. Enzymcytochemische Befunde
A) Quantitative Daten und Lichtmikroskopie

Bei der zur Darstellung von Aktivitäten saurer Phosphatase angewandten
Bleisalzreaktion wird das aus dem angebotenen Substrat enzymatisch abge-
spaltene Phosphat durch die im Medium enthaltenen Bleiionen zu Bleiphosphat
ausgefällt. Mit der quantitativen Bleibestimmung in den Gewebsschnitten nach
der Inkubation erfassen wir also das Endprodukt der cytochemischen Reaktion,
wobei allerdings eine unspezifische Bleiabsorption zu berücksichtigen ist, die
nach Inkubation in Kontrollmedien (ohne Substrat oder mit NaF) erfaßt werden
kann (Abb. 21b, c). Sie ist ab 10 min von der Inkubationszeit unabhängig
und ebenso auch von der Bleiionenkonzentration im hier angewandten Bereich
von 1,8—5,4 mM (Abb. 22 untere Kurvenschar).

Der Anstieg des Bleigehaltes ab 10 min ist also enzymatisch bedingt und
gibt den Verlauf der cytochemischen Reaktion (enzymatische Freisetzung von
Phosphat + Fällung zu Bleiphosphat) wieder. Dies geht auch daraus hervor, daß
der Anstieg zu jedem Zeitpunkt durch NaF zu unterbrechen ist (Abb. 21a).

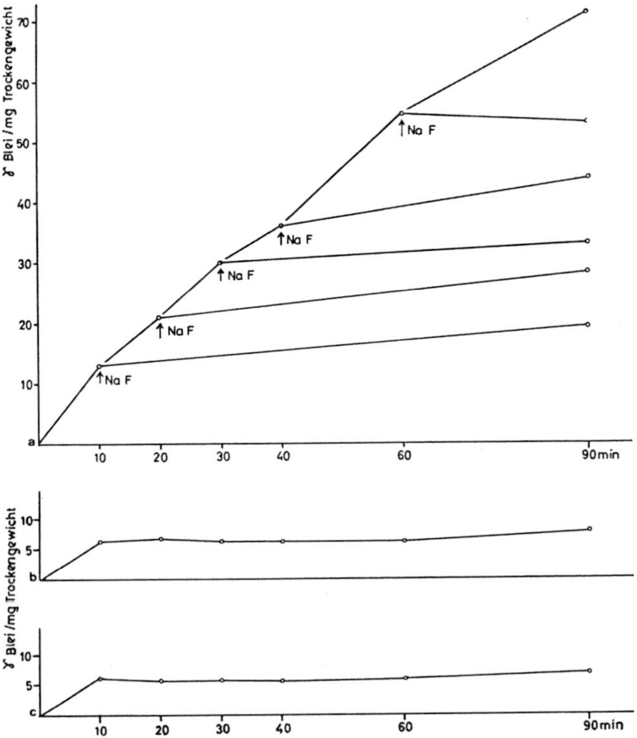

Abb. 21 a—c. Zeitlicher Ablauf der cytochemischen Reaktion auf saure Phosphatase.
a Bei regulärer Inkubation findet man im überprüften Zeitraum einen kontinuierlichen
Anstieg des Bleigehaltes; dieser Anstieg ist zu jedem Zeitpunkt durch NaF zu unterbrechen. b und c Nach Inkubation in den Kontrollmedien (b Zusatz von 10 mM NaF,
c ohne Substrat) ist die unspezifische Bleiabsorption zu erfassen; sie ist von der
Inkubationszeit unabhängig

Die Unterschiede in der Bleiionenkonzentration haben keinen eindeutigen
Einfluß auf den Ablauf der Reaktion, sofern man lediglich die Menge an
Endprodukt betrachtet (Abb. 22). Im histologischen Bild sind aber deutliche
Unterschiede zu erkennen, insbesondere nach längeren Inkubationszeiten. Bei
niedriger Bleikonzentration im Medium findet man das Endprodukt in großen
Mengen außerhalb der Lysosomen, vor allem in den Kernen, während erst bei
relativ hoher Bleikonzentration (5,4 mM) ausschließlich Lysosomen markiert sind.
Dieses Verhalten beruht darauf, daß das freigesetzte Phosphat den Ort der
Enzymreaktion durch Diffusion verlassen kann und nur bei genügend hoher
Bleiionenkonzentration ortsgetreu ausgefällt wird. Daß die dafür erforderliche
Konzentration unter unseren Bedingungen höher liegt als die üblicherweise ver-
wandte Konzentration von 3.6 mM, könnte darauf beruhen, daß bei der schonen-
den Perfusionsfixation eine höhere Enzymaktivität erhalten bleibt. Eine Hem-
mung der Enzymaktivität durch die höhere Bleikonzentration tritt nicht in
Erscheinung. Falls eine solche Hemmwirkung überhaupt von Bedeutung ist,
wird sie offenbar durch die bessere Effizienz der Fällungsreaktion überspielt.

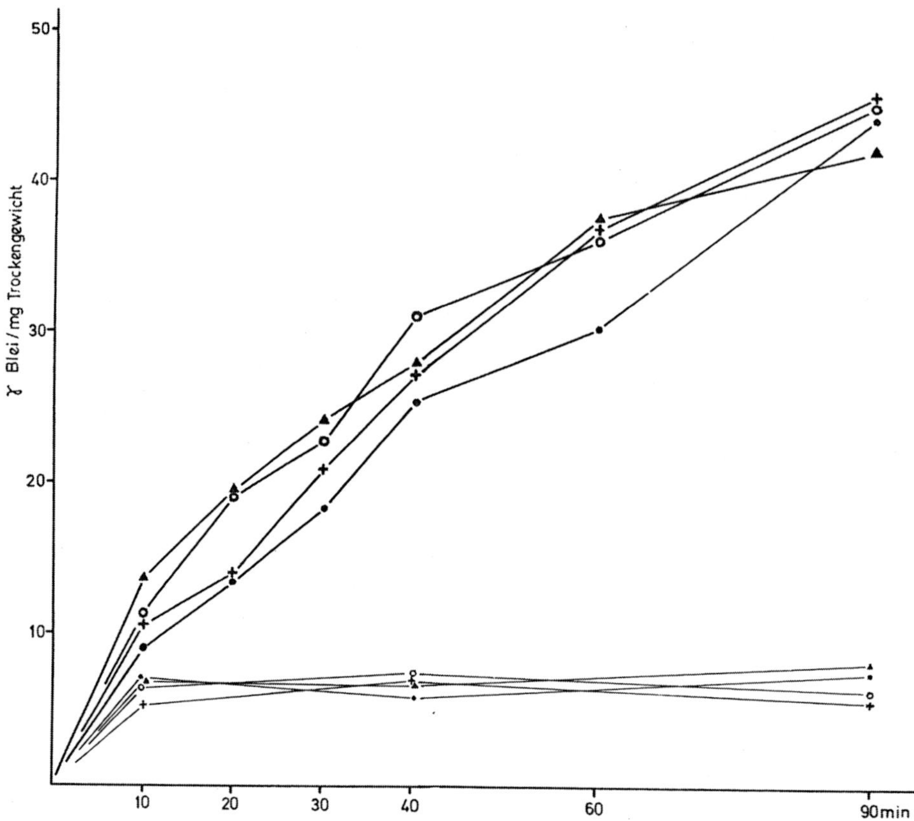

Abb. 22. Zeitlicher Verlauf der Reaktion auf saure Phosphatase bei verschiedenen Blei-ionenkonzentrationen (●——● 1,8 mM, +——+ 2,4 mM, ○——○ 3,6 mM, △——△ 5,4 mM). Die Anstiegskurven entsprechen sich weitgehend. Bei 5,4 mM liegen die Werte anfangs etwas höher als bei 1,8 mM. Dagegen zeigt die unspezifische Bleiabsorption des Gewebes im Medium ohne Substrat keine Abhängigkeit von der Bleiionenkonzentration

Diesen Befunden ist zu entnehmen, daß für eine möglichst ergiebige Reaktion unter unseren Bedingungen der Gewebepräparation lange Inkubationszeiten und eine vergleichsweise hohe Bleiionenkonzentration erforderlich sind.

B) Elektronenmikroskopie

Unter den im vorhergehenden festgelegten Inkubationsbedingungen erhält man auch nach 1stündiger Inkubation noch eine saubere Lokalisation der Enzymaktivität in den Lysosomen. Lediglich in der peribiliären Region kommt es manchmal zur extralysosomalen Ausfällung (Abb. 25a). Offenbar fällt an solchen Stellen enzymatisch freigesetztes Phosphat in so großer Menge an, daß die Bleikonzentration lokal ungenügend wird, worauf dann zeitweilig eine Diffusion von Phosphat stattfindet.

In den Cisternen des Golgi-Apparates ist die Reaktion negativ. In seiner Nähe gelegene Vesikel oder Cisternen mit positiver Reaktion sind von den als

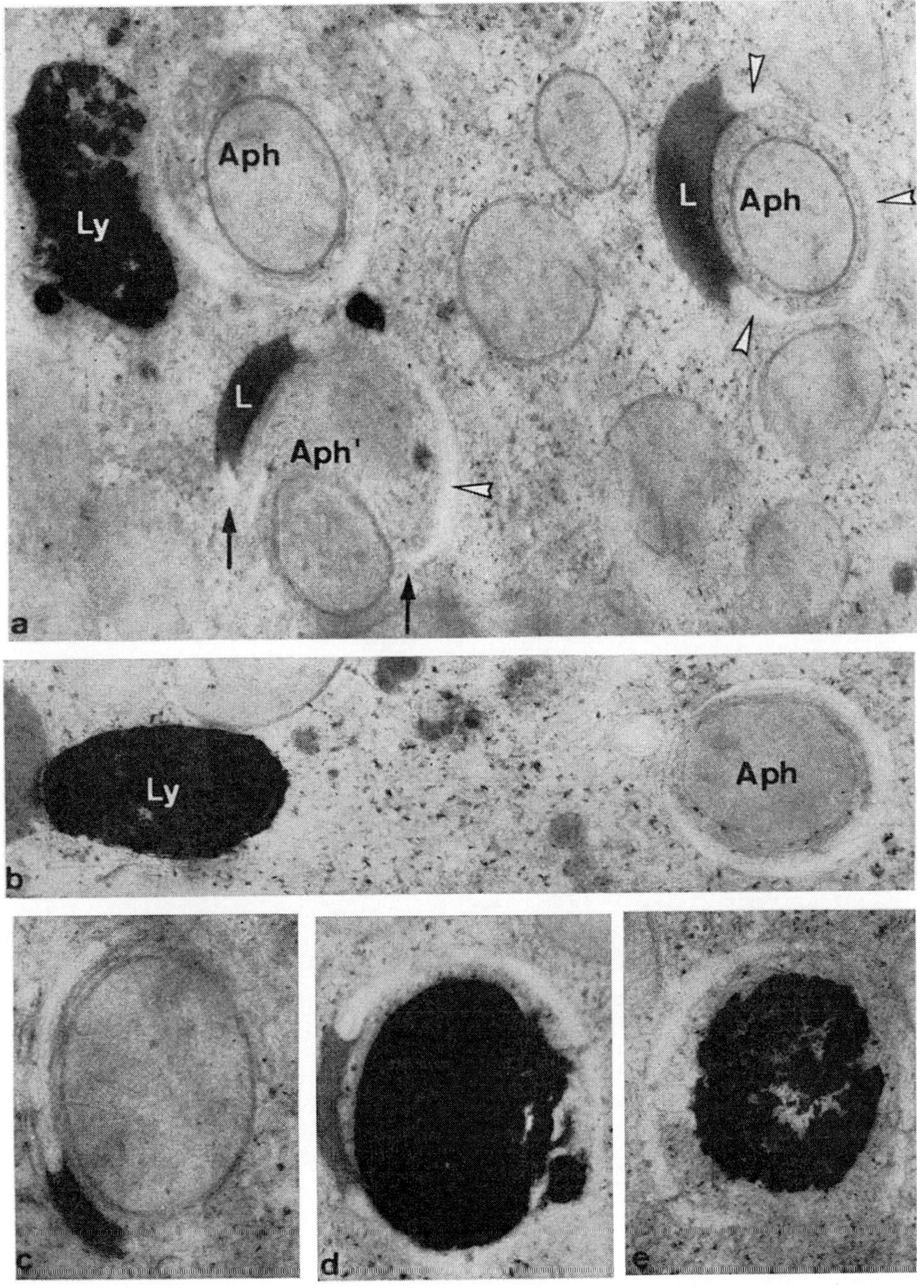

Abb. 23a—e. Bildung von Autophagosomen (Aph) 3 Std nach $^3/_4$-Teilhepatektomie. Fermentcytochemische Reaktion auf saure Phosphatase, Inkubationszeit 1 Std. a Ein größeres (Ly) und zwei kleinere Lysosomen mit Endprodukt dicht beladen. Daneben drei Autophagosomen. Der Segregationsspalt (kurze Pfeile) enthält in zwei Fällen Lipid (L), in einem Fall ist die Segregation noch unvollständig (Aph'). b Niederschlagsfreies Autophagosom (Aph) mit Mikrokörper als Inhalt neben einem fermentpositiven Lysosom (Ly). c Unvollständige Segregation eines Mitochondrion, in den segregierenden Spalt ist eine kleine Lipidportion mit einbezogen, ebenso wie in d. Hier wie auch in e ist der hauptsächliche Inhalt der entstehenden autophagischen Vacuole ein Lysosom mit dichten Niederschlägen des Endproduktes. Glutaraldehyd-Osmium-Fixation; keine Nachkontrastierung; 29000—39000 ×

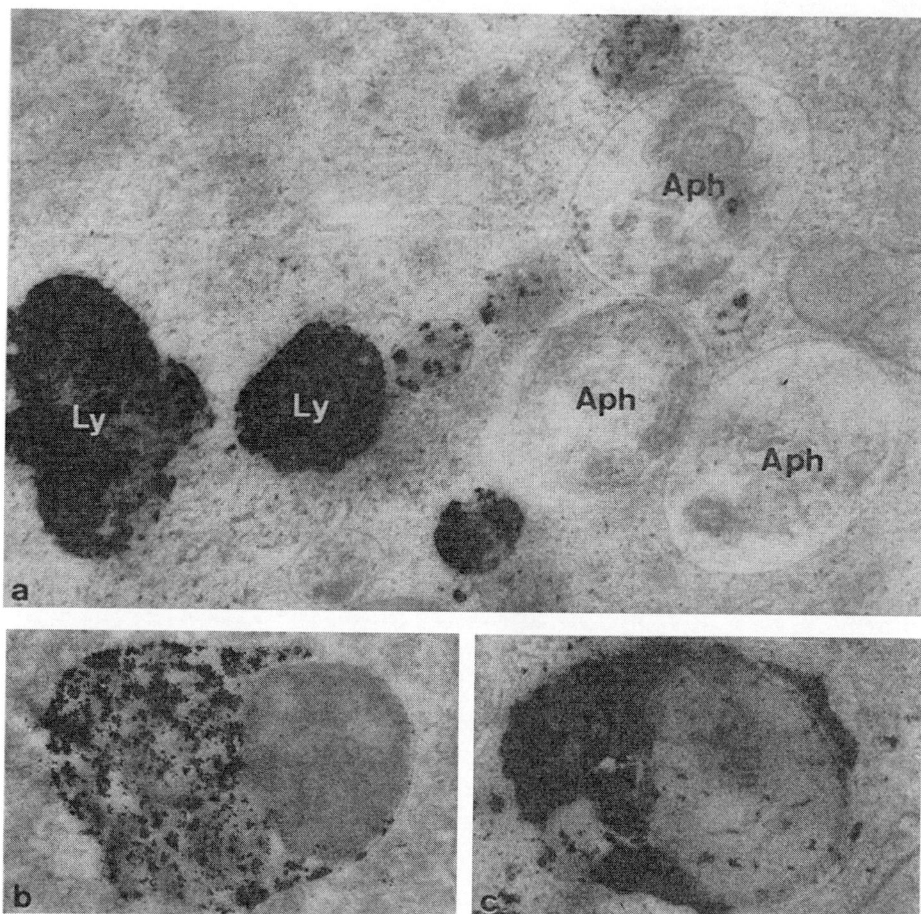

Abb. 24a—c. Autophagosomen und Autolysosomen 3 Std nach $^3/_4$-Teilhepatektomie. Inkubationszeit 1 Std. a Mit Endprodukt beladene Lysosomen (*Ly*) und drei autophagische Vacuolen ohne Niederschläge, d. h. Autophagosomen (*Aph*), deren Inhalt Zeichen der Strukturdegradation aufweist. b Lysosomaler Körper (Autolysosom), in denen eine enzymnegative Portion kondensierten Cytoplasmas liegt. Offenbar liegt hier ein Zustand nach Verschmelzung zwischen Lysosom und Autophagosom vor. c Autolysosomen mit eingeschlossenem Mitochondrion. In diesem liegen distinkte Niederschläge von Endprodukt vor allem zwischen den Christamembranen. Glutaraldehyd-Osmium-Fixation; keine Nachkontrastierung; a und b 29000 ×, c 43000 ×

„verformte Vacuolen" beschriebenen Gebilden (vgl. Abb. 12) nicht zu unterscheiden. Entsprechend der langen Inkubationszeit ist das Endprodukt Bleiphosphat fast durchweg sehr dicht gelagert. Irgendwelche Unterschiede in der Lokalisation des Endproduktes nach GP oder nach CMP als Substrat sind nicht festzustellen.

Nach Pfortaderastligatur und nach $^3/_4$-Teilhepatektomie wird die bevorzugt peribiliäre Anordnung der lysosomalen, d. h. der mit Endprodukt beladenen, Gebilde teilweise oder vollständig aufgehoben zugunsten einer mehr diffusen

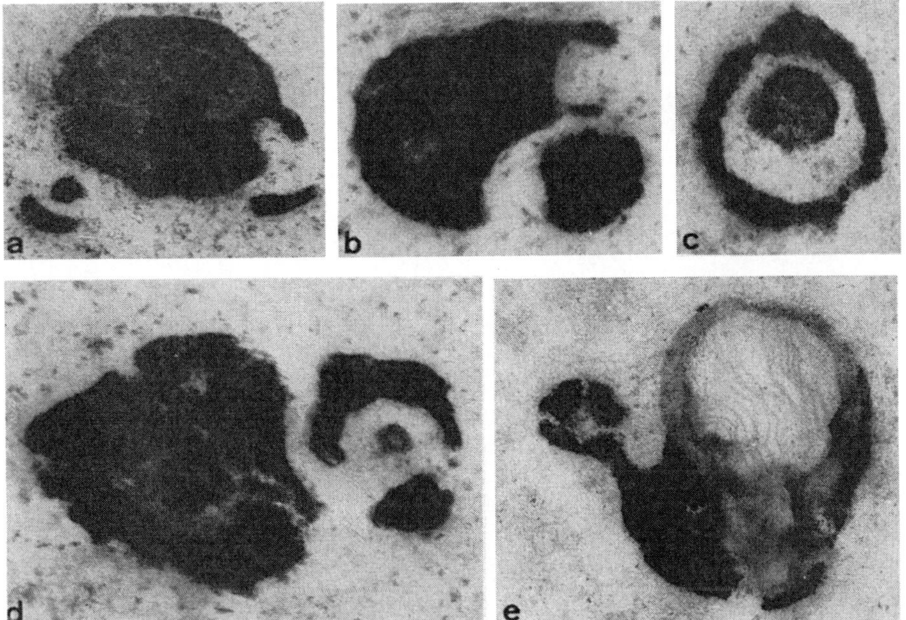

Abb. 25a—e. Verformte Lysosomen mit Ausbildung vesiculärer (a und d), tubulärer (a) und ringförmiger (c) Formationen (vgl. Abb. 7, 8, 13). In a, b und c feine extralysosomale Niederschläge von Reaktionsprodukt. Glutaraldehyd-Osmium-Fixation; keine Nachkontrastierung; a, b, d und e um 50000 ×, c 88000 ×

Verteilung. Meistens ist dies mit dem Auftreten großer lysosomaler Gebilde verbunden. Diese enthalten manchmal weniger dicht oder gar nicht mit Endprodukt beladene Anteile, die segregiertes Cytoplasma darstellen (Abb. 24b); im Falle von Mitochondrien kann das Endprodukt distinkt zwischen innerer und äußerer Membran bzw. im intracisternalen Raum liegen (Abb. 24c).

Stets findet man autophagische Vacuolen, die frei vom Endprodukt der cytochemischen Reaktion geblieben sind. In der Regel sind es solche, bei denen der beidseits von einer Membran begrenzte Spaltraum noch zu erkennen ist, und die noch gut erhaltene Cytoplasmabestandteile enthalten (Abb. 23a—c). In manchen Fällen sind negativ reagierende Vacuolen zweifelsfrei von einer einfachen Membran begrenzt und enthalten cytoplasmatisches Material, welches bereits deutliche Auflösungserscheinungen aufweist (Abb. 24a).

Entsprechend den Bildern einer Doppelsegregation (Abb. 4) gibt es auch Fälle, in denen der segregierende Spalt einer autophagischen Vacuole einen lysosomalen Körper und einen schmalen Saum segregierten Grundplasmas umschließt (Abb. 23d, e).

IV. Quantitative Daten zur Tagesrhythmik

Bezugsgröße unserer quantitativen Auswertung ist die Fläche eines Netzquadrates von 85 µ Kantenlänge. Betrachten wir in Abb. 26 den tageszeitlichen

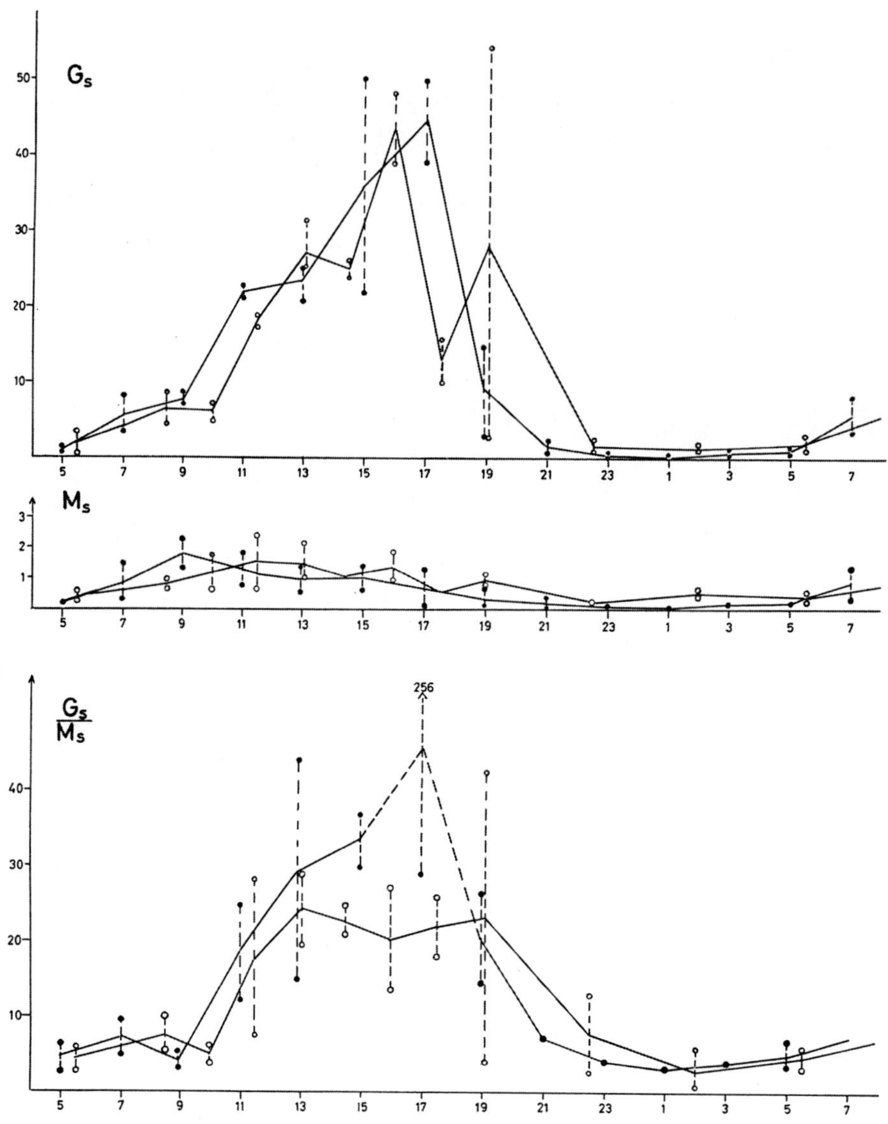

Abb. 26. Tageszeitliche Schwankungen der Anzahl glycogenhaltiger Vacuolen (G_s) und der Anzahl segregierter Mitochondrien (M_s). Die Daten stammen aus zwei getrennten Serien (o————o September, ●————● März). Die untere Kurve G_s/M_s gibt die Zahl glycogenhaltiger Vacuolen in Relation zur Zahl segregierter Mitochondrien wieder. Die Zahlen beziehen sich jeweils auf die Flächeneinheit eines Netzquadrates (85 × 85 μ)

Verlauf der Anzahl glycogenhaltiger Vacuolen pro Flächeneinheit G_s und der Anzahl segregierter Mitochondrien M_s, so ist zunächst festzustellen, daß die beiden unabhängig voneinander angesetzten Versuchsserien (September, März) in ihrem Ergebnis gut übereinstimmen. Aus den Kurven kann man eine Periode, in der viel segregiert wird (ca. 7—19 Uhr), von einer solchen, in der auto-

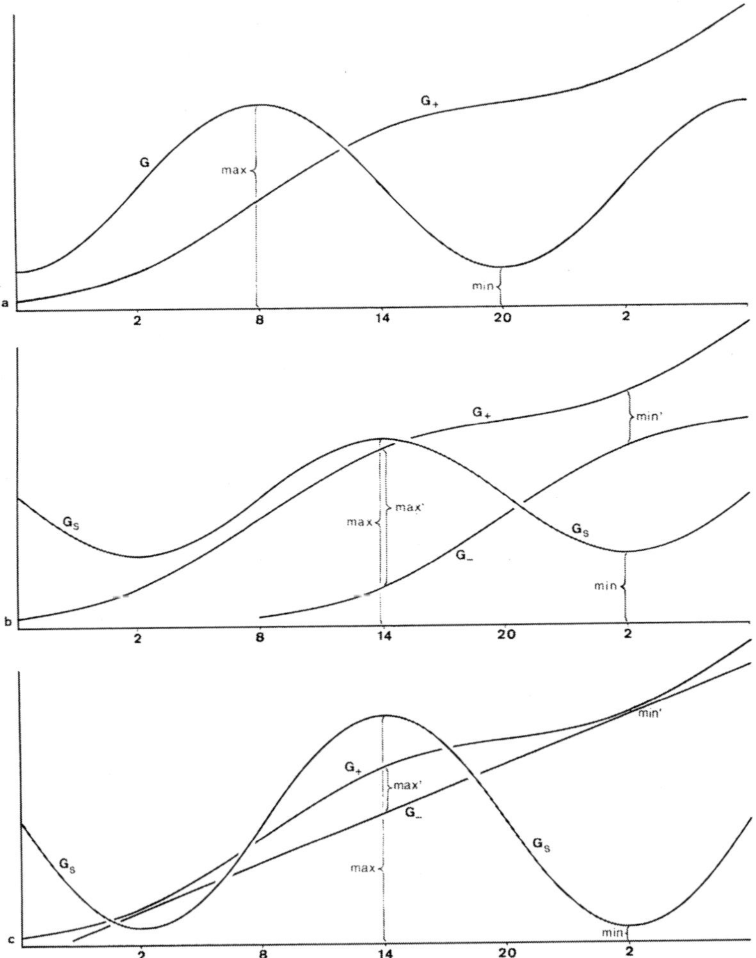

Abb. 27. Modellüberlegungen zur Frage der zeitlichen Verschiebung des Maximums glycogenhaltiger Vacuolen gegenüber dem tageszeitlichen Maximum des Glycogengehaltes (Erläuterung s. S. 60)

phagische Vacuolen generell nur selten vorkommen (19—7 Uhr), unterscheiden. Die Anzahl glycogenhaltiger Vacuolen G_s, zu denen sowohl diejenigen zählen, die ausschließlich Glycogen enthalten, als auch solche, in denen es nur ein Bestandteil unter anderen ist, weist ein ziemlich scharfes Maximum zwischen 16 und 17 Uhr auf. Dieses liegt um den Faktor 40—60 höher als die Minimalwerte, die ein ziemlich flaches Kurvental zwischen 23 und 5 Uhr ergeben. Eine stichprobenartige planimetrische Auswertung bestätigt den beim Auszählen gewonnenen Eindruck, daß zum Zeitpunkt des Maximums durchschnittlich weit mehr Glycogen pro Vacuole vorliegt als zu Zeiten des Kurventales. So beträgt die Fläche segregierten Glycogens pro Vacuole um 16 Uhr fast das Doppelte des Wertes um 10 Uhr.

Die Schwankungen der Zahl segregierter Mitochondrien M_s sind geringer ausgeprägt. Die Werte für den Zeitraum zwischen 7 und 19 Uhr liegen aber immerhin um etwa ein 5faches höher als in der Nachtperiode.

Setzt man die Anzahl glycogenhaltiger Vacuolen jeweils in Relation zu der Zahl segregierter Mitochondrien, so erhält man eine Kurve G_s/M_s, deren Phasenverlauf derjenigen für glycogenhaltige Vacuolen G_s grundsätzlich gleicht. Allerdings liegt jetzt das Maximum nur etwa um das 8—10fache höher als das Minimum.

Diskussion

Im folgenden werden zuerst die mit morphologischer Methodik faßbaren *Mechanismen der cellulären Autophagie* erörtert, also die Herkunft oder Entstehung der Vacuolenmembran, ihr weiteres Verhalten einschließlich der Phänomene, die Formbesonderheiten autophagischer Vacuolen bedingen, und schließlich die Strukturänderungen des Vacuoleninhaltes, wobei jeweils die Beziehungen zum lysosomalen System zu berücksichtigen sind. In einem zweiten Abschnitt stehen *funktionelle Fragen* im Vordergrund. Es wird versucht, die Bedingungen zu umschreiben, unter denen es zur Autophagie kommt. Außerdem soll zu Problemen der Selektivität und der Bedeutung für den Zellstoffwechsel Stellung genommen werden, und schließlich ist auf Konsequenzen hinzuweisen, die sich für die Betrachtung pathologischer Phänomene ergeben.

I. Mechanismen der Autophagie

A) Genese und weiteres Schicksal der Vacuolenmembran

Seit den ersten Arbeiten, in denen segregierte Cytoplasmabestandteile funktionell zutreffend als Stadium eines Degradationsprozesses gedeutet worden sind (Ashford u. Porter, 1962; Novikoff u. Essner, 1962; Hruban et al., 1962, 1963), ist die Frage nach der Herkunft der Vacuolenmembran immer wieder Gegenstand morphologischer Untersuchung und spekulativer Überlegung gewesen.

Daß es dennoch bis heute kein verbindliches Konzept zur Entstehung der Membran autophagischer Vacuolen gibt, weist bereits darauf hin, daß hier einem Verständnis größere Schwierigkeiten entgegenstehen als bei der Genese anderer Vacuolenmembranen. Für Resorptionsvacuolen, die durch Endocytose entstehen, kann als sicher gelten, daß sich die Vacuolenmembran von der Plasmamembran herleitet, selbst wenn man in Rechnung stellt, daß die Membran während der Einstülpung bereits Änderungen ihrer Struktur erfährt (z. B. Thoenes u. Langer, 1969). Bei der Sekretion sind nach der heute herrschenden Meinung die wesentlichen Bestandteile des späteren Sekretes schon vom Augenblick ihrer Synthese an in einem membranbegrenzten Raum (das endoplasmatische Reticulum) verlagert, von dem aus die späteren Sekretvacuolen über verschiedene Zwischenstadien ihren Ausgang nehmen (Palade et al., 1962). In beiden Fällen ist also der Vacuoleninhalt von vornherein durch eine Membran vom Grundcytoplasma abgegrenzt. Bei der Autophagie dagegen liegt der spätere Vacuoleninhalt zunächst frei im Grundcytoplasma.

Grundsätzlich uneins ist man sich in der Frage, ob die segregierende Membran *de novo* entsteht, sich also aus kleinen, als solche morphologisch nicht faßbaren Untereinheiten ad hoc konstituiert, oder ob bereits in der Zelle vorhandene, also *präexistente* Membranen — unter Aufgabe ihrer bisherigen Gestalt und Funktion — die Segregation bewerkstelligen.

Für die de novo-Entstehung der segregierenden Membran haben sich zuerst Ashford u. Porter (1962) ausgesprochen. Napolitano (1963) führt als Argument für diese Ansicht an, daß in den von ihm untersuchten Zellen des braunen Fettgewebes die dafür in Frage kommenden Membransysteme (endoplasmatisches Reticulum oder Golgi-Apparat) kaum vorhanden seien. Eine Neuentstehung der Membran nehmen auch noch andere Autoren an (Bannasch, 1968; Chalazonitis, 1968; Garagozlou, 1969).

Gegenüber der zunächst relativ unsicher erscheinenden de novo-Theorie hat die Anschauung, die Membran autophagischer Vacuolen entstehe aus präexistenten Membranen, eine große Zahl von Anhängern gefunden (Übersicht bei Ericsson, 1969c). Die vielen dafür beigebrachten Argumente sollen im folgenden zusammengestellt und kritisch überprüft werden.

Eine grundsätzliche Entscheidung darüber, ob neu entstandene oder präexistente Membranen von Bedeutung sind, versuchen Arstila u. Trump (1968) durch Hemmversuche herbeizuführen. Autophagische Vacuolen entstehen nach ihren Befunden auch dann, wenn vor einem entsprechenden Eingriff die Proteinsynthese durch Cyclohexemid gehemmt wird. Daraus wird der Schluß gezogen, daß eine Neusynthese der Membran nicht erforderlich sei, und daß folglich die Grenzmembran autophagischer Vacuolen aus präexistenten Membranen stammen müsse. Dem könnte man freilich nur dann zustimmen, wenn bewiesen wäre, daß die Synthese der Membranproteine an Ort und Stelle stattfindet, anders ausgedrückt, daß Membranen nur in örtlicher und zeitlicher Koinzidenz mit der Synthese der Proteinbausteine formiert werden. Da es aber bisher dafür keinerlei Hinweise gibt (s.u.), kann man die genannten Befunde nach Cyclohexemid auch dahingehend deuten, daß die Membran autophagischer Vacuolen aus Bausteinen zusammengesetzt wird, die bereits vor der Blockade durch Cyclohexemid synthetisiert worden sind. Mit dieser Möglichkeit ist um so eher zu rechnen, als nach Ray et al. (1968) die Synthese von Proteinen ihrem Einbau in die Plasmamembran um Stunden vorausgehen kann. Es muß also betont werden, daß Hemmversuche kein gewichtiges Argument gegen die de novo-Entstehung sein können, solange nicht die Möglichkeit besteht, die Membranentstehung gezielt zu unterdrücken.

Durch definierte Eingriffe in den Stoffwechsel ist also vorerst eine Grundsatzentscheidung nicht herbeizuführen, und es bleiben dann nur die morphologischen Befunde, auf die sich Aussagen über die Verwendung präexistenter Membranen beziehen. Hauptsächlich durch die Untersuchungen von Novikoff u. Shin (1964), Ericsson et al. (1965), Glinsmann u. Ericsson (1966), Beaulaton (1967), Holtzman et al. (1967), Masurovsky et al. (1967), Trump u. Bulger (1967), Flickinger (1968), Arstila u. Trump (1968) und Ericsson (1969b) ist das endoplasmatische Reticulum in den Mittelpunkt des Interesses gerückt. Es werden zwar auch andere Membranstrukturen, wie Golgi-Cisternen (Brandes et al., 1964; Ericsson et al., 1965; Locke u. Collins, 1965; Dietert, 1966; Scharrer, 1966; Frank u. Christensen, 1968), fusionierende Vesikel (Behnke, 1963), „klare" Vacuolen (Fedorko et al., 1968; Bowers u. Korn, 1969) und schließlich Einfaltungen der Plasmamembran (Oledzka-Slotwinska u. Desmet, 1969; Hollande, 1969) in Erwägung gezogen. Ausführlicher brauchen aber hier nur die für das endoplasmatische Reticulum beigebrachten Argumente überprüft zu werden.

Zunächst wird ins Feld geführt, daß Cisternen des endoplasmatischen Reticulum gelegentlich in enge räumliche Beziehung zu Organellen, insbesondere Mitochondrien, treten, indem sie diese schalenförmig umgeben und schließlich ganz einhüllen. Eine solche Lagerung der Cisternen mit einer Annäherung des einen Membranblattes an die äußere Mitochondrienmembran bis auf 60—40 Å ist aber nach unseren Befunden schon bei Kontrolltieren (Abb. 17) ein im Vergleich zum Vorkommen autophagischer Vacuolen durchaus häufiges und offenbar physiologisches Phänomen. Durch nicht ganz exakte Ausrichtung der Membran senkrecht zur Schnittebene mag dabei auch einmal das Bild einer echten Berührung zwischen den beiden Membranen zustande kommen, welches aber unseres Erachtens nicht als ein Frühstadium der Segregation (Ericsson, 1969c) zu werten ist. Befunde, die noch am ehesten den Gedanken an eine Entstehung der Vacuolenmembran aus dem endoplasmatischen Reticulum nahelegen, haben Phillips et al. (1970) nach Fructoseinfusion erhoben. Die gezeigten Bilder lassen sich aber auch als Anschnitte von Cisternen deuten, die lediglich sackartig verformt sind, nicht aber eine vollständige Segregation bewerkstelligen. Dies halten wir deshalb für möglich, weil die abgebildeten „Cytolysomen‘‘ durchweg völlig unveränderte Cytoplasmaareale enthalten, während man für gewöhnlich neben den ganz frühen Stadien der Autophagie stets auch autophagische Vacuolen mit bereits verändertem Inhalt antrifft.

Als weiterer Hinweis für die Herkunft der Membran autophagischer Vacuolen aus dem endoplasmatischen Reticulum wird das Resultat von Messungen der Membrandicke gewertet (Arstila und Trump, 1968). Mit diesen Messungen ist aber naturgemäß keine Aussage zur Frage präexistenter oder neugebildeter Membranen möglich; denn es ist nicht einzusehen, weshalb neugebildete Membranen nicht von etwa der gleichen Dicke (60—70 Å) wie Membranen des endoplasmatischen Reticulum sein sollten.

Ein unmittelbarer Beweis für die Herkunft der umhüllenden Membran wird schließlich mit fermentcytochemischer Methodik angestrebt. Aktivitäten sog. marker-Enzyme (Novikoff, 1968) für endoplasmatisches Reticulum, nämlich Glycose-6-Phosphatase und Inosin-di-Phosphatase, sollen zwischen den beiden segregierenden Membranen nachweisbar sein und so deren Herkunft aus dem endoplasmatischen Reticulum belegen (Arstila u. Trump, 1968; Ericsson, 1969b). Die bisher gezeigten Abbildungen sind aber unserer Meinung nach nicht geeignet, einen solchen Sachverhalt glaubhaft zu machen.

Daß alle beigebrachten Argumente für die Herkunft der Membran autophagischer Vacuolen aus präexistenten Membranen im allgemeinen und dem endoplasmatischen Reticulum im besonderen der letzten Überzeugungskraft entbehren, geht schon aus dem regelmäßig eingefügten Hinweis hervor, andere Möglichkeiten seien nicht auszuschließen (Ericsson et al., 1965; Arstila u. Trump, 1968; Ericsson, 1969c), und auch daraus, daß viele Autoren die Frage ausdrücklich offen lassen (Malkoff u. Buetow, 1963; Novikoff, 1963; Maunsbach, 1966; Volk et al., 1966; Levy u. Elliott, 1968; Winborn u. Bockman, 1968; Kerr, 1969). Da wir unseren eigenen Befunden keine weiteren Hinweise für die Beteiligung präexistenter Membranen entnehmen können, sollen im folgenden Überlegungen zur de novo-Entstehung der segregierenden Membran angestellt werden.

Wir bevorzugen hier ausdrücklich die Bezeichnung Membranentstehung oder Membran-genese gegenüber dem häufig gebrauchten Terminus Membransynthese; denn dieser Begriff induziert leicht die Vorstellung, die Entstehung einer Membran laufe nach Art enzymatisch gesteuerter Synthesen ab, wie etwa die Proteinsynthese. Eine solche Vorstellung wird aber durch keine der heute bekannten Tatsachen gestützt. So sind die am Membranaufbau beteiligten Bindungen nicht kovalent, sondern, allgemein gesprochen, schwache Bindungen, unter denen „hydrophobe Bindungen" in neuerer Zeit besonderes Interesse erlangt haben (Korn, 1969; Wallach, 1969). Gegen chemische Synthese als Prinzip der Membranentstehung spricht bis zu einem gewissen Grade auch die Kenntnis artefizieller Membranen, die ja nicht synthetisiert werden, sondern als Grenzflächenphänomene entstehen. Biologische Membranen können in kleine, nicht mehr funktionsfähige Teile zerlegt und, ohne daß dabei chemische Synthesen im Spiele wären, wieder rekonstituiert werden (Racker, 1969; Racker u. Proctor, 1970). Schließlich haben Zahler u. Weibel (1970) gezeigt, daß aus Erythrocyten-membranen gewonnene Lipid- und Proteinfraktionen unter geeigneten Bedingungen zu Membranen rekombiniert werden, die sich strukturell von den ursprünglichen Membranen nicht unterscheiden.

Die meisten Fragen nach grundlegenden molekularbiologischen Mechanismen der Mem-branentstehung sind offen. Es gibt zwar einige allgemeinere, teilweise freilich negative Aussagen, nämlich, daß kein einheitlicher Ort der Membranbildung existiert und ebenso-wenig ein „template"-Mechanismus, und weiter, daß den Proteinen gegenüber den Lipiden die führende Rolle zukommt (Korn, 1969). Ein allgemein verbindliches Konzept ist aber noch nicht erarbeitet worden. Für unsere Fragestellungen kann man all dem jedenfalls entnehmen, daß es keine theoretischen Einwände gegen eine ubiquitäre Potenz des Cyto-plasmas zur Membranbildung gibt (vgl. Schneider, 1963; Ward u. Ward, 1968).

Jede Hypothese zur Neubildung der segregierenden Membran muß davon ausgehen, daß es autophagische Vacuolen mit doppelter Membranbegrenzung gibt (Abb. 15, 23), die nicht durch eine der in Abb. 20 zusammenfassend dargestellten Irrtumsmöglichkeiten zu erklären ist. Dies scheint zunächst eher gegen Neubildung zu sprechen, da man sich eine solche für gewöhnlich an eine einfache Membran gebunden vorstellt, während Doppelmembranen als Hülle autophagischer Vacuolen bisher immer als ein Hinweis für die Genese aus präexistenten Membranen angesehen werden. Betrachtet man jedoch eine segre-gierende „Cisterne" (Abb. 14) oder ein geschlossenes Membranpaar (Abb. 15) einmal unter einem sonst nicht üblichen Aspekt, so kann man ebensogut auch von einem *segregierenden Spalt* sprechen, der gegen das Grundcytoplasma nach beiden Seiten hin durch eine Membran abgegrenzt wird. Bei dieser Betrachtungs-weise liegt dann die Frage nahe, ob nicht überhaupt das Primäre bei der Segregation eine Art *Spaltbildung im Grundcytoplasma* sein könne, die sofort mit der Bildung einer Membran längs der entstandenen Grenzflächen beantwortet wird. Die äußere Membran wäre dann letztlich die Reaktion des weiterexistie-renden Grundcytoplasmas, die innere die der schließlich zu Vacuoleninhalt werdenden Cytoplasmaportion. Bei einem solchen Mechanismus wäre man der Schwierigkeit enthoben, sich vorzustellen, wie aus der vorgeformten Cisterne der geschlossene Sack wird, da ja keine „hufeisenförmige", sondern eine schalen-und schließlich „tabaksbeutelartige" Verformung erforderlich wäre, bei der an der Vereinigungsstelle ein erheblicher Überschuß an Membran auftreten müßte.

Der Beginn der Segregation wäre demnach im Grundplasma zu suchen. Da anzunehmen ist, daß bei der Spaltbildung ein Konzentrationsgefälle aufgebaut wird, wäre mit unserer Vorstellung auch gleichzeitig der Energiebedarf der cellulären Autophagie (Trump u. Bulger, 1965; Arstila u. Trump, 1968) zu er-klären. Anlaß zu weiteren Überlegungen gibt die Tatsache, daß in dem segregierenden Spalt verformte Fetttropfen vorkommen (Abb. 23a, c, d), und zwar unter Umständen noch bevor die Vacuole vollständig formiert ist (Abb. 23c). Daraus muß man schließen, daß ein Fetttropfen von vornherein zwischen die beiden Grenzflächen des segregierenden Spaltes einbezogen werden kann. Die Verformung, die gleichsam ein Zerfließen des Fetttropfens darstellt, legt den Gedanken nahe, daß in dem segregierenden Spalt zunächst ein lipophiles Milieu herrscht; denn anders müßte der Fetttropfen auch innerhalb des Spaltes die Kugelform anstreben. Denkbar wäre dabei, daß anfangs die Grenzfläche zwischen Cytoplasma und segregierendem Spalt so geordnet ist, daß hydrophile Gruppen zum Cytoplasma hin und lipophile zum Spalt hin ausgerichtet werden.

Schließlich ist noch bemerkenswert, daß man die eindeutigen Bilder eines partiell oder vollständig segregierenden Spaltes nach Fixation mit Glutaraldehyd viel häufiger sieht als nach alleiniger Osmiumfixation. Dies ist vielleicht ein Hinweis dafür, daß es sich oft um noch relativ labile Strukturen handelt, die man ähnlich interpretieren könnte wie Curgy (1968) myelinartige Figuren nach Glutaraldehyd-Osmium-Fixation. Curgy hält für wahrscheinlich, daß bestimmte Lipoproteine nur durch den Aldehyd zu stabilisieren sind und dann durch Osmium zu membranösen Gebilden ausgefällt werden. Der Vergleich mit den von Curgy (1968, dort weitere Lit.) gezeigten Bildern liegt nahe, da man, besonders ausgeprägt in Glycogenarealen, Übergänge zwischen segregierenden Membranen und myelinartigen Strukturen zu sehen bekommt (Abb. 16).

Eine solche Strukturlabilität, die mit der Vorstellung neuentstehender Membranen gut vereinbar wäre, ist aber wahrscheinlich nicht alleinige Ursache für die Unterschiede im morphologischen Bild nach Glutaraldehyd-, Osmium-, bzw. alleiniger Osmiumfixation. Denn man kann das seltenere Vorkommen doppelmembranbegrenzter Vacuolen nach Osmiumfixation teilweise auch damit erklären, daß dabei der Spalt häufiger kollabiert, wobei sich die beiden Membranen zur *kompakten Membran* vereinigen, auf die zuerst Novikoff u. Shin (1964) hingewiesen haben. So ist denkbar, daß die kompakte Membran manchmal nur das Äquivalent des doppelmembranbegrenzten Spaltraumes darstellt (Abb. 15). An einer Membranfusion als an einem realen Stadium ist aber in keinem Falle zu zweifeln; denn entsprechende Bilder kommen auch nach Aldehydfixation vor.

Diese Membranfusion mit Entstehung einer kompakten Membran wird von manchen Autoren als der wesentliche Mechanismus angesehen, durch den die anfängliche Doppelmembran in eine einfache umgewandelt wird (Novikoff u. Shin, 1964; Winborn u. Bockman, 1968). Für den zweiten häufig vorgeschlagenen Weg, nämlich die Auflösung der inneren Membran, gibt es rein morphologisch keinen sicheren Beweis. Arstila u. Trump (1968) rechnen damit beim Hinzutreten der lysosomalen Enzyme; eine Auflösung könnte aber auch rein passiv erfolgen, wenn in der segregierten Cytoplasmaportion die Fähigkeit erlischt, die vorher gebildete Membran als Struktur weiter aufrechtzuerhalten. Welcher Weg im Einzelfalle bei der Umwandlung der doppelten in eine einfache Membran beschritten wird — die *Membranfusion* oder die *Auflösung der inneren Membran* —, in jedem Falle resultiert ein Stadium, von dem aus weitere Schritte zur Bildung der endgültigen Vacuolenmembran erforderlich sind.

Die Membran autophagischer Vacuolen ist also von vornherein einem mehrfachen Wandel unterworfen, und *Strukturbesonderheiten der Membran* sind stets unter diesem dynamischen Aspekt zu betrachten. Sie sind allerdings derzeit noch kaum zu deuten. Dies gilt einmal von der *asymmetrischen unit-Membran*, wie man sie gelegentlich in Stadien der Verformung antrifft (Abb. 8a, b). Ein asymmetrischer Bau wurde für die Plasmamembran erstmals von Sjöstrand u. Elvin (1962) ausführlicher beschrieben; besonders auffällig ist er an der luminalen Seite von Harnblasenepithelien (Porter et al., 1967; Koss, 1969) oder im Bereich der „Gap junction" (Revel u. Karnovsky, 1967) bzw. des „Nexus" (Matter et al., 1969) von Leberepithelien. Unser Befund, der für Lysosomen auch schon von Daems et al. (1969) erhoben wurde, kann also ein weiteres Indiz für eine gewisse Verwandtschaft zwischen der Membran lysosomaler Körper und der Plasmamembran gelten (Arstila u. Trump, 1968), ohne allerdings die funktionelle Bedeutung dieser Strukturbesonderheit zu erhellen.

Ähnliches gilt auch für die häufig vorkommende 100—150 Å breite „*helle Zone*", die zwischen dem Vacuoleninhalt und der eigentlichen Membran liegt und die wir hier als eine Strukturbesonderheit der Membran in weiterem Sinne betrachten. Diese Zone ist als Charakteristikum mancher lysosomaler Körper zuerst von Daems et al. (1961) beschrieben. Sie kommt auch in Vacuolen heterophagischer Natur vor (Dextranvacuolen, Daems et al., 1969; Peroxidasevacuolen, Goldfischer et al., 1969). Im Zusammenhang mit der Autophagie ist sie aber bislang nicht beachtet worden. Obgleich über die stoffliche Natur dieser Schicht nichts bekannt ist, bietet sich doch der Vergleich mit dem Zellcoat (Glycocalyx) an, der polysaccharidreichen Schicht also, die der Plasmamembran außen aufsitzt (Bennett, 1963; Rambourg u. Leblond, 1967).

Bei Endocytosevorgängen kann dieser Coat mit eingestülpt und so zur inneren Wandauskleidung von Vacuolen werden. In unserem Falle sind ebenso wie bei der Frage nach der Genese des Zellcoates (z.B. Nachmias, 1966; Stockem, 1969) zwei Möglichkeiten denkbar. Einerseits könnte das Material der „hellen Zone" durch Fusion mit entsprechend ausgestatteten Vesikeln oder Vacuolen in die autophagischen Vacuolen gelangen; andererseits ist aber durchaus auch vorstellbar, daß diese Schicht an der Vacuolenmembran selbst entsteht, um so mehr als auch bei der Endocytose ein coatartiges Material während der Einstülpung zumindest zusätzlich produziert wird (Thoenes u. Langer, 1969). — Die Bedeutung des inneren Coat bei autophagischen Vacuolen bleibt unklar. Man könnte einerseits daran denken, daß er eine Rolle bei der Bildung der lysosomalen Matrix spielt; andererseits erweisen sich bestimmte Fraktionen lysosomaler Fermente bei biochemischen Untersuchungen als membrangebunden (Übersicht bei Flurin-Sloat u. Allen, 1969; Smith, 1969), so daß sich die Frage stellt, ob der innere Coat als Enzymträger fungiert, wobei allerdings nicht nur die enzymatische Lyse, sondern auch Transportfunktionen von Bedeutung sein könnten.

So ungeklärt insgesamt die Bedeutung der „hellen Zone" ist, so wichtig ist doch ihre Kenntnis für die Interpretation einiger zur Autophagie gehörigen Phänomene, nämlich der Besonderheiten des Membranverlaufes und der resultierenden Formenvielfalt autophagischer Vacuolen.

B) Die Formenvielfalt (Plastizität) autophagischer Vacuolen

Insbesondere durch Hinzunahme der bisher im einzelnen weniger beachteten Phänomene bei der Glycogensegregation wird klar, daß autophagische Vacuolen nicht immer einfach kugelförmige oder angenähert kugelförmige Gebilde sind,

4*

worauf erstmals Confer u. Stenger (1964) besonders hingewiesen haben. Wie ausführlich dargestellt und in Abb. 13 zusammengefaßt, begegnen uns vielmehr Einstülpungen, korbhenkelartige, ring- oder cisternenförmige Membranverdoppelungen und schließlich tubulo-vesiculäre Formationen (Abb. 6—12). Gemeinsames Resultat aller dieser Abänderungen von der kugeligen Form ist zweifellos eine Verschiebung der Relation zwischen Vacuolenvolumen und Vacuolenoberfläche zugunsten der letzteren. Funktionell gesehen ist dabei am wahrscheinlichsten, daß der Vacuoleninhalt abnimmt, wobei sich die Membran in Falten legt, vergleichbar etwa einem sich entleerenden Sack. Die Einstülpungen wären dann weniger Resultat einer aktiven Bewegung, sondern mehr passive Konsequenz lokal verstärkt ablaufender Transportvorgänge aus dem Vacuoleninneren in das umgebende Grundcytoplasma. In diesem Zusammenhang ist das besondere Aussehen des Grundcytoplasmas im Bereich der Einstülpungen und tubulo-vesiculären Vacuolenanhänge von Interesse (Abb. 6a; 7g, h, i). Konsequenz der vorausgegangenen Überlegungen wäre, daß in diesen Cytoplasmabereichen die aus den Vacuolen heraustransportierten Stoffe liegen und für das homogene Aussehen und das Freibleiben von Organellen verantwortlich sind.

Diese Deutung, die also in den verformten Vacuolen ein späteres Stadium erblickt, weicht ab von der Meinung Hübners (1966), wonach die henkel- oder schalenförmigen „Hohlkörper" Vorstufen der peribiliären dichten Körper sein sollen. Zwar ist die Vorstellung, daß solche Gebilde in einer anderen Phase gleichsam wieder aufgefüllt werden, nicht völlig von der Hand zu weisen, jedoch müßte man dann theoretisch einen direkten Transport noch nicht segregierten Materials zwischen die beiden aneinandergelegten Membranen fordern; denn bei jeder Verschmelzung mit Vacuolen würde rein rechnerisch ein weiterer Überschuß an Membranfläche resultieren.

Den hier gezeigten völlig entsprechende Einbuchtungen werden von manchen Autoren noch in anderer Richtung gedeutet. Bartok et al. (1966), Seljelid (1966) und Dixon (1967) nehmen an, daß eine echte Aufnahme von Cytoplasmaportionen in lysosomale Vacuolen stattfindet, wobei Dixon von „phagocytic lysosomes" spricht (vgl. auch Ericsson, 1969c). Die räumliche Betrachtungsweise (Abb. 10, 11) unter Hinzunahme kompliziert geformter, möglicherweise verzweigter Einbuchtungen, die in vergleichbarer Form bei erythrocytenhaltigen Phagocytosevacuolen als „tunnelization" beschrieben wurden (Edwards u. Simon, 1970), paßt aber in keiner Weise zu dieser Vorstellung. Daß die eingestülpten Bereiche mit dem Grundplasma stets in Verbindung stehen, ist auch die Meinung von Hübner (1966).

Besonders zu betonen ist hier noch, daß die im Zusammenhang mit der Vacuolenverformung auftretenden Membranprofile einschließlich tubulo-vesiculärer Strukturen sich weder vom endoplasmatischen Reticulum noch vom Golgi-Apparat herleiten. Diese Aussage stützt sich darauf, daß weder in den Cisternen des endoplasmatischen Reticulum noch in denen des Golgi-Apparates jemals Glycogen zu finden ist. Die glycogenhaltigen Tubulo-Vesikel können also weder einen Transport vom endoplasmatischen Reticulum in den Golgi-Apparat vermitteln noch durch Abschnürung aus Golgi-Cisternen entstanden sein. Daran muß sich die Frage anschließen, ob nicht häufiger, als in der Regel angenommen, Vesikel oder Vacuolen entstehen, die weder bezüglich ihres Inhaltes noch bezüglich ihrer Membran vom Golgi-Apparat oder vom endoplasmatischen Reticulum abstammen. Denn Glycogen ist als segregiertes Material ohne Organellencharakter wahrscheinlich nur ein Sonderfall mit dem Vorzug der leichten Identifizierungsmöglichkeit, und man hat damit zu rechnen, daß auch anderes amorphes Material segregiert wird und dann in ähnlichen Gebilden auftaucht.

Daraus ergeben sich Vorbehalte gegenüber den Anschauungen, die in dem Gerl-Konzept von Novikoff und seiner Schule (Novikoff et al., 1964; Holtzman et al., 1967) ihren Niederschlag gefunden haben. Diese Vorbehalte dürfen sich nicht nur auf die unmittelbar zur Autophagie gehörigen Phänomene beziehen; denn da die beschriebenen verformten Gebilde zumindest teilweise lysosomale Fermentaktivität zeigen (Abb. 25), kann man ganz generell in der Nähe des Golgi-Apparates gelegene Vesikel, Vacuolen oder Cisternen mit positiver Enzymreaktion nicht einfach im Sinne des Gerl-Konzeptes interpretieren.

Vielmehr muß man aufgrund unserer Befunde im System des vacuolären Apparates (de Duve u. Wattiaux, 1966) mit einer bislang kaum bedachten Plastizität rechnen, die möglicherweise auch eine Zerteilung lysosomaler Körper mit beinhaltet. Auf eine solche Möglichkeit der Zerteilung von Lysosomen ist bei bisherigen Formulierungen des Lysosomenkonzeptes nicht geachtet worden. Abgesehen von der Vesikelabschnürung, sei es aus der Plasmamembran, sei es aus dem endoplasmatischen Reticulum und/oder dem Golgi-Apparat, rechnet man praktisch ausschließlich mit Verschmelzungsvorgängen, an deren Existenz selbstverständlich nicht zu zweifeln ist. Bei Amöben ist aber eine Aufteilung größerer durch Endocytose entstandener Vacuolen bekannt (Wohlfahrth-Bottermann u. Stockem, 1966). Auch Abbildungen von Goldfischer et al. (1970, Abb. 12) könnte man als Zerteilungsphänomen deuten, zumal die Vacuolen bzw. Vesikel hier in das nämliche organellenfreie Grundplasma eingebettet liegen, wie es vielfach auch für unsere verformten Vacuolen charakteristisch ist. Am Beispiel des Erythrocytenabbaues haben schließlich Edwards u. Simon (1970) eine Zerteilung lysosomaler Vacuolen zeigen können.

Berücksichtigt man die hier gezeigte Plastizität autophagischer Vacuolen im speziellen und lysosomaler Körper im allgemeinen, so ergibt sich auch eine Deutungsmöglichkeit für biochemische Befunde. Das Auftreten einer leichten Lysosomenfraktion, wie sie Arstila und Trump (1968) nach Glucagongabe finden, kann dann nicht mehr ohne weiteres mit der Bildung primärer Lysosomen aus endoplasmatischem Reticulum und Golgi-Apparat erklärt werden. Denn da zu erwarten ist, daß es generell bei gesteigerter Autophagie zur Ausbildung tubulo-vesiculärer Formationen kommt, können durchaus auch diese für die leichte Lysosomenfraktion verantwortlich sein.

C) Strukturwandel und Strukturdegradation

Überblickt man die vorne im einzelnen dargestellten und die in der Literatur niedergelegten Befunde, so ist festzustellen, daß praktisch alle Zellbestandteile das Schicksal der cellulären Autophagie erleiden können. Dies gilt für Mitochondrien, Mikrokörper und endoplasmatisches Reticulum ebenso wie für paraplasmatische Substanzen, Fett und Glycogen, seltener für Bestandteile des Golgi-Apparates (Hruban et al., 1962) (Abb. 19a) und schließlich auch für autophagische (Abb. 3), heterophagische (Abb. 4) und sekretorische Vacuolen bzw. Sekretgranula (Hruban et al., 1962; Smith u. Farquhar, 1966; Holtzman u.

Dominitz, 1968). Sogar nucleoläres Material (Levy u. Elliott, 1968) und Kern-
trümmer (Matsuura et al., 1968) sollen durch Autophagie abgebaut werden können.

Eine Ausnahme in dieser ansehnlichen Liste stellt eigentlich nur noch das *Centriol* dar,
dessen Segregation bis jetzt noch nicht beschrieben worden ist. Es ist zwar denkbar, daß
dieses Organell grundsätzlich nicht segregiert werden kann. Gerade in den für das Studium
der Autophagie geeigneten Zellen ist es aber ohnehin schon so selten anzutreffen, daß die
Aussichten, seine Segregation — falls es sie gibt — zu erfassen, von vornherein nur
minimal sein können. Jedenfalls sollte man diesen Vorgang nicht von vornherein für
ausgeschlossen halten und ihn vielleicht sogar als Ursache späterer Mitosestörungen mit
in Erwägung ziehen.

All das segregierte Material durchläuft nun vor seinem völligen Verschwinden
morphologisch faßbare Veränderungen, die man in der Regel als Stadien des
Strukturabbaues bezeichnen kann und die manchmal auch in einem Zuwachs
an Struktur bestehen. Dieser Strukturwandel ist in zweierlei Hinsicht von
Interesse: Zum einen weist er auf bestimmte, für gewöhnlich nicht erkennbare
Eigenschaften mancher Cytoplasmabestandteile hin; zum anderen stellt sich die
Frage, welche Faktoren den Strukturwandel und die Strukturdegradation
bewirken, und insbesondere, ob die Degradation mit lysosomaler Verdauung
(d.h. mit der Anwesenheit lysosomaler Enzyme) ohne weiteres gleichgesetzt werden darf.

Besonders auffällig ist der Strukturwandel segregierter Mikrokörper, der Eigen-
tümlichkeiten sowohl der Membran als auch der Matrix dieser Organellen offenbart. Die Membran erfährt häufig eine erhebliche Verdickung und gleichzeitig
eine kräftige Zunahme der Osmiophilie. Dieses Verhalten ist unserer Erfahrung
nach so charakteristisch, daß wir Bruchstücke solcher verdichteten Membranen
(Abb. 1h, i) als ziemlich sicheren Hinweis für eine Mikrokörper-Degradation
ansehen. Manchmal verlaufen solche verdichteten Membranen streckenweise
völlig plan (Abb. 1d, e) und gleichen dann den „marginal plates", die für
Microbodies anderer Zellen oder für hepatocelluläre Microbodies anderer Species
kennzeichnend sind (Übersicht bei Hruban u. Rechcigl, 1969). Es erscheint
nicht sehr wahrscheinlich, daß diese der „marginal plate" ähnliche Struktur
das Äquivalent einer intravacuolär neu hinzutretenden Funktion ist. Jedoch
wäre vorstellbar, daß Funktionen, die üblicherweise mit den „marginal plates"
vergesellschaftet sind, in der Rattenleber auch ohne Realisation dieser Struktur
ausgeübt werden, daß die Struktur dennoch latent vorhanden ist und erst unter
den intravacuolären Bedingungen realisiert wird. Aber selbst wenn hier nur eine
rein zufällige Ähnlichkeit vorliegen sollte, so belegen doch die geschilderten
Veränderungen in jedem Falle eine Besonderheit der Mikrokörpermembran, die
bei intracytoplasmatischen Mikrokörpern der Rattenleber nicht augenfällig ist.
Ob sich von diesen morphologischen Besonderheiten eine Brücke zu den besonderen biophysikalischen Eigenschaften (Lit. bei de Duve, 1969; Hruban u.
Rechcigl, 1969) schlagen läßt, bleibt abzuwarten.

Noch auffälliger als diese Membranveränderungen ist das Auftreten von
Mikrotubuli innerhalb des Matrixraumes (Abb. 2), über die bereits kurz berichtet
worden ist (Pfeifer, 1969a). Die damals ausgesprochene Vermutung, die Tubuli
entstünden aus der Matrix segregierter Mikrokörper, findet in den jetzt vorliegenden Befunden ihre volle Bestätigung. Dieses Phänomen ist keineswegs
an eine bestimmte Alteration des Lebergewebes gebunden; wir sehen es nach

Teilhepatektomie (Abb. 2c, d) ebenso wie nach Pfortaderastligatur (Abb. 2a, b, e) und extrem selten auch im Kontrollgewebe (Abb. 2f). Entsprechende Tubuli haben Abraham et al. (1968, Abb. 10) nach Hyperoxie und Goldblatt u. Williams (1969, Abb. 1) nach Cyclohexemid abgebildet, ohne allerdings näher darauf einzugehen. Erwähnt sei schließlich, daß identische Tubuli auch dann auftreten können, wenn Cytoplasmaportionen nekrotischer Hepatocyten durch Sternzellen phagocytiert und intravacuolär lysiert werden (Theodossiou u. Bannasch, 1969).

Von tubulären (Dalton, 1964), fibrillären (Hruban et al., 1966) oder lamellären Strukturen (Svoboda u. Azarnoff, 1966), wie sie in der Matrix von Mikrokörpern unter pathologischen Bedingungen gelegentlich auftreten können, sind die hier in Rede stehenden „Zerfallstubuli" klar zu unterscheiden. Einzig die von Hruban u. Rechcigl (1969) in der Matrix hepatocellulärer Microbodies bei einer Baumwollratte beschriebenen Tubuli sind den unseren ähnlich, weisen allerdings eine zentrale Verdichtung auf, welche wir niemals beobachtet haben.

Es gibt keinen Grund für die Annahme, daß den „Zerfallstubuli" irgendeine funktionelle Bedeutung zukommt. In jedem Falle weisen sie aber darauf hin, daß die Matrix hepatocellulärer Mikrokörper bei der Ratte eine einheitliche Komponente enthält, die unter bestimmten Bedingungen in Form von Tubuli in Erscheinung tritt. Da die Matrix der Mikrokörper im wesentlichen Eiweißcharakter trägt und da die Tubuli mengenmäßig einen beträchtlichen Anteil ausmachen können, muß man annehmen, daß die Tubuli aus Protein bestehen. Ob es sich um Enzymprotein handelt, bleibt unklar; bei elektronenmikroskopischer Untersuchung in Frage kommender Reinenzyme sind entsprechende tubuläre Strukturen noch nicht beschrieben worden (Hruban et al., 1967). Es muß also auch an Strukturproteine gedacht werden, auf deren Existenz Legg u. Wood (1970) hinweisen.

Angesichts solch auffälliger Veränderungen ist zu fragen, welche Faktoren überhaupt auf das segregierte Material einwirken und den Strukturwandel, seien es neu auftretende Strukturen, sei es die Strukturdegradation, hervorrufen. Diese Frage mag zunächst völlig müßig erscheinen; denn im allgemeinen betrachtet man die intravacuolär stattfindende Strukturdegradation als das unmittelbare morphologische Korrelat der lysosomalen Verdauung, also des Einwirkens hydrolytischer Fermentaktivitäten. Aus einer solchen Gleichsetzung wäre letztlich zu folgern, daß intravacuolär kein Strukturabbau stattfindet, solange die lytischen Enzyme noch nicht in die Vacuole gelangt sind, und man könnte dann eine Unterscheidung zwischen dem Autophagosom und dem Autolysosom aufgrund rein morphologischer Kriterien durchführen.

Da aber eine unmittelbare Beziehung zwischen der Strukturdegradation und dem enzymatischen Abbau keineswegs von vornherein sicher ist, hat man sich in dieser Frage an den enzymcytochemischen Befunden zu orientieren. Dabei steht man vor der Notwendigkeit, negative Befunde zu werten, was grundsätzlich problematisch ist, aber dennoch um so eher möglich erscheint, je ergiebiger die cytochemische Reaktion verläuft. Unsere unter diesem Gesichtspunkt angestellten quantitativ-cytochemischen Versuche zeigen, daß durch Verlängerung der Inkubationszeit eine hohe Ausbeute an Endprodukt zu erzielen ist und daß dieses ortsgetreu ausfällt, wenn die Effizienz der Fällungsreaktion durch Erhöhung der Bleiionenkonzentration gesteigert wird (vgl. S. 39).

Mit dieser quantitativ verbesserten Nachweismöglichkeit sind regelmäßig autophagische Vacuolen ohne erkennbare Enzymaktivität zu beobachten (Abb. 23). Dies ist nach den Versuchen, die Unterscheidungsmöglichkeit zwischen lysosomalen und nicht lysosomalen Gebilden qualitativ, nämlich durch Doppel- (Arstila u. Trump, 1968; Pfeifer, 1969b) oder Mehrfachinkubation (Pfeifer, 1969c) zu verbessern, ein weiterer Beleg für die von de Duve u. Wattiaux (1966) erstmals postulierte Existenz von Autophagosomen, also fermentfreien autophagischen Vacuolen. Darüberhinaus läßt nun aber der Inhalt mancher fermentnegativer autophagischer Vacuolen eine Strukturdegradation erkennen (Abb. 24a). Wenn auch selbst mit der verbesserten Nachweismethode nicht endgültig zu beweisen ist, daß solche Vacuolen wirklich noch frei von lysosomaler Enzymaktivität sind, so gibt der Befund noch zu Überlegungen Anlaß, inwieweit Strukturdegradation schon vor Beginn der eigentlichen enzymatischen Lyse theoretisch möglich bzw. unmöglich ist.

Wesentliches Moment der Strukturdegradation ist in diesem Zusammenhang die Auflösung von Membranen. Dafür gelten mit umgekehrten Vorzeichen die nämlichen Überlegungen, wie wir sie schon für die Frage der Membrangenese angestellt haben. Es muß also auch hier unterschieden werden zwischen der Lösung der für die Membranstruktur verantwortlichen (nicht kovalenten) Bindungen einerseits und dem Abbau der am Membranaufbau beteiligten Moleküle andererseits. Lediglich die letzteren können als Substrat der bis jetzt bekannten lysosomalen Enzyme betrachtet werden. Auf die Möglichkeit einer nicht durch Lysosomenenzyme vermittelten Strukturdegradation im Cytoplasma weisen sowohl Trump et al. (1962, 1965) bei der Autolyse in vitro als auch Helminen u. Ericsson (1968) bei der Mamma-Involution hin. Gegen eine nicht enzymatische Membranzerstörung in Vacuolen kann also prinzipiell kaum etwas eingewandt werden, und es sind folgende Faktoren in Erwägung zu ziehen:

Denkbar ist, daß nach vollzogener Segregation strukturerhaltende Prozesse stagnieren, wodurch das Gleichgewicht zugunsten strukturabbauender Vorgänge verschoben wird. Ein solcher Mechanismus, den man als „passive Degradation" bezeichnen könnte, wird beispielsweise von Matile u. Moor (1968) zur Erklärung der Auflösung intravacuolärer Vesikel herangezogen. Weiterhin besteht die Möglichkeit einer mehr aktiven Beeinflussung des Vacuoleninhaltes. In Betracht kommt eine Milieuänderung, die den Wassergehalt oder auch Ionenkonzentrationen betreffen könnte. Insbesondere ist an eine Änderung der H^+-Ionenkonzentration zu denken. Eine intravacuoläre pH-Verschiebung zur sauren Seite hin ist seit langem ein theoretisches Postulat (Müller et al., 1963) und ist für heterophagische Vacuolen experimentell wahrscheinlich gemacht worden (Meego u. McQueen, 1967). Auch zur Deutung des morphologischen Erscheinungsbildes intravacuolären Glycogens wird eine pH-Verschiebung in Erwägung gezogen (Hug u. Schubert, 1967; vgl. Drochmans, 1962). — Schließlich ist auch noch auf oberflächenaktive Substanzen hinzuweisen, die prinzipiell — etwa bei der Gallesekretion — von der Zelle gebildet werden können und die also auch intravacuolär eine Rolle spielen könnten.

Obgleich noch keine dieser hier nur kurz angeführten Möglichkeiten, die man als Hilfseinrichtungen der lysosomalen Verdauung bezeichnen müßte, bewiesen werden kann, so stehen sie doch einer Gleichsetzung von Strukturdegradation und enzymatischer Lyse entgegen. Dies bedeutet, daß eine autophagische Vacuole, auch wenn ihr Inhalt bereits eine beginnende Destruktion erkennen läßt, definitionsgemäß nicht als Autolysosom bezeichnet werden sollte, solange keine hydrolytische Fermentaktivität nachzuweisen ist.

Diese Überlegungen ändern nichts daran, daß lysosomale Verdauung ein essentieller Bestandteil der cellulären Autophagie ist, so daß die Bezeichnung Prälysosom für die noch enzymfreie autophagische Vacuole (de Duve u. Wattiaux, 1966) uneingeschränkt gültig bleibt: denn eine Ausschleusung autophagischer Vacuolen in den Extracellulärraum ist nach bisherigen Kenntnissen nur in Ausnahmefällen (Kerr, 1970) von Bedeutung.

Der Weg, auf dem die Autophagosomen in Autolysosomen umgewandelt, also mit lysosomalen Fermenten ausgestattet werden, sei hier nicht in allen Einzelheiten diskutiert, da sich aus unseren Befunden keine neuen Gesichtspunkte ergeben. Viele Bilder sprechen für die Fusion zwischen Autophagosomen und präexistenten, sekundären Lysosomen (de Duve u. Wattiaux, 1966; Deter et al., 1967; Ericsson, 1969a), so daß primäre Lysosomen wohl nicht die hauptsächliche Quelle der Enzymaktivität in Autolysosomen sein dürften, wie dies Arstila u. Trump (1968) annehmen.

II. Funktionelle Gesichtspunkte

Nach den vorausgegangenen Überlegungen zu Mechanismen der cellulären Autophagie sollen nun einige übergeordnete Probleme erörtert werden, die im Zusammenhang stehen mit Fragen nach der Bedeutung dieses Vorganges für die normale und gestörte Zellökonomie.

A) Auslösende Faktoren der cellulären Autophagie

Es geht zunächst darum, ein gemeinsames Kriterium für die vielfältigen Umstände zu finden, unter denen celluläre Autophagie bevorzugt stattfindet. Ericsson (1969c) betont, daß metabolische Aktivität (Napolitano, 1964) keineswegs das Ausmaß der Autophagie bestimmt. Dies bestätigt sich, wenn man Zellen, in denen es leicht und häufig zur Autophagie kommt, mit solchen vergleicht, in denen autophagische Vacuolen nur selten oder überhaupt nicht zu beobachten sind. Als besonders auffälliges Beispiel sei hier die Herzmuskelzelle genannt, in der zwar ganz selten autophagische Vacuolen vorkommen (Sulkin u. Sulkin, 1965; Kilkarski, 1967; Sommer u. Johnson, 1969), oft aber auch völlig vermißt werden (Ericsson, 1969c; Hendy et al., 1969). Dennoch ist die metabolische Aktivität in Herzmuskelzellen nicht geringer zu veranschlagen als etwa in Leberepithelien. Ein funktioneller Unterschied kann aber darin gesehen werden, daß der Herzmuskel einseitig auf die Erzeugung mechanischer Energie spezialisiert ist, während die Leberzelle ständig wechselnden Stoffwechselsituationen ausgesetzt ist. Daraus wäre zu folgern, daß nicht so sehr die metabolische Aktivität für die Realisation der Autophagie verantwortlich ist, sondern vielmehr, inwieweit eine Zelle zu *Umstellungsreaktionen* qualitativer Art befähigt und genötigt ist. Zwar muß keineswegs jede Umstellungsreaktion mit cellulärer Autophagie einhergehen. Dennoch scheint uns das Kriterium passend, da so das häufige Vorkommen von autophagischen Vacuolen beispielsweise in Nierenepithelien, in exokrinen und endokrinen Drüsenepithelien sowie in Ganglienzellen zu verstehen ist und da sich dann auch das seltenere Vorkommen in Muskelzellen und anderen Zellen mesenchymaler Herkunft einordnen läßt.

Unter dem Begriff Umstellungsreaktion lassen sich auch im einzelnen die verschiedenen Umstände subsummieren, unter denen wir die Autophagie in Leberepithelien untersucht haben.

Dies gilt einmal insbesondere für die physiologischerweise stattfindende Autophagie, die nicht völlig kontinuierlich abläuft, sondern einem hier erstmals gezeigten diurnalen Rhythmus unterliegt (Abb. 26). Autophagie ist nur einer von vielen Vorgängen, die tageszeitliche Schwankungen zeigen. Ohne diese hier im einzelnen aufzählen und analysieren zu wollen, kann man sie alle als Zeichen von Umstellungsreaktionen ansehen, denen die Leberepithelien im Zuge des Tag-Nacht-Rhythmus ausgesetzt sind.

Daß celluläre Autophagie in Leberzellen zu bestimmten Tageszeiten bevorzugt stattfindet, könnte der Grund sein für das vergleichsweise seltene Vorkommen autophagischer Vacuolen in menschlichen Leberpunktaten (Hübner, 1968b); denn diese werden üblicherweise in der Wach-Periode entnommen, während die Hauptmenge autophagischer Vacuolen bei den Versuchstieren während der Schlafenszeit zu finden ist.

Kaum einer Erwähnung bedarf, daß auch die anderen von uns angewandten Versuchsmodelle, die Pfortaderastligatur und die Teilhepatektomie, Umstellungsreaktionen in den Leberepithelien bewirken müssen.

Jeder Versuch, vom hier erörterten Gesichtspunkt der Umstellungsreaktion aus eine Brücke zur kausalen oder finalen Betrachtungsweise zu schlagen, bleibt aber zunächst reine Spekulation. Solche Deutungen besagen beispielsweise, Autophagie werde angewandt, wenn Strukturen („gealtert") nicht länger benötigt werden, wenn sie nicht länger aufrechterhalten werden können oder auch, wenn sie zur Bereitstellung von Grundstoffen dienen sollen. Im Vorfeld all solcher Überlegungen steht die Frage, ob Autophagie selektiv ist oder nicht (vgl. de Duve u. Wattiaux, 1966).

B) Das Problem der Selektivität der cellulären Autophagie

Mit Selektivität kann im Zusammenhang mit der cellulären Autophagie zweierlei gemeint sein. Die Segregation eines Mitochondrion beispielsweise kann selektiv einerseits insofern sein, als hier von den vielen vorhandenen ein ganz bestimmtes und kein anderes betroffen ist (individuelle Selektivität). Andererseits könnte die Segregation eines Mitochondrion Teilerscheinung eines Vorganges sein, bei dem Mitochondrien gegenüber anderen Cytoplasmabestandteilen generell bevorzugt segregiert werden (statistische Selektivität).

Das Problem der *individuellen Selektivität* ist in erster Linie für das Verständnis der anfänglichen Mechanismen bei der Segregation von Bedeutung. Voraussetzung für eine individuelle Selektivität ist eine wie auch immer geartete Veränderung der betreffenden Cytoplasmaportion, als deren Folge die Segregation in Gang gesetzt wird. Ob man sich im Einzelfalle vorstellt, eine entsprechende umschriebene Alteration werde durch „Alterung" von Organellen, durch lokale Bindung von toxischen Substanzen oder durch Freisetzung lysosomaler Enzyme hervorgerufen, kann hier gleichgültig sein; denn bisher konnte nicht gezeigt werden, daß der Segregation überhaupt irgendeine Veränderung gesetzmäßig vorausgeht (Ericsson et al., 1965; Glinsman u. Ericsson, 1966; Hübner, 1968a). Aufgrund unserer Überlegungen zur Membrangenese würde man entsprechend der morphologischen Integrität auch eine anfangs noch erhaltene Funktionstüchtigkeit des später segregierten Bereiches fordern müssen, zumindest was die Bildung der inneren segregierenden Membran betrifft.

Es ist also zu betonen, daß es für eine individuelle Selektivität derzeit noch keinen einzigen positiven Hinweis gibt, wobei höchstens in Rechnung zu stellen ist, daß dieses Problem bis jetzt ausschließlich der morphologischen Betrachtungsweise offensteht.

Für die hier eigentlich interessierende Frage nach der Stellung der Autophagie innerhalb der Zellökonomie ist der andere Aspekt, nämlich der einer *statistischen Selektivität*, von Interesse. Davon würde man sprechen, wenn unter bestimmten Umständen bestimmte Cytoplasmabestandteile gegenüber anderen bei der Segregation bevorzugt würden. Nur in einigen Fällen ist dieses Problem bisher näher erörtert worden.

Zwar haben Smith u. Farquhar (1966) gezeigt, daß Sekretgranula in endokrinen Zellen des Hypophysenvorderlappens während der Postlactationsperiode gezielt lysosomal abgebaut werden. Doch geschieht dies ganz überwiegend durch sog. Krinophagie, also durch unmittelbare Fusion des Sekretgranulum mit einem Lysosom, während eine wirkliche Autophagie nur als zusätzliches Phänomen und ohne den Charakter einer nachweisbar selektiven Maßnahme in Erscheinung tritt. Die Frage, ob endokrine Sekretvacuolen durch Autophagie gezielt beseitigt werden, haben dann nochmals Holtzman u. Dominitz (1968) erörtert, ohne jedoch zu einer Entscheidung zu gelangen.

In diesem Zusammenhang sei auf einen Vorgang hingewiesen, an dessen Selektivität überhaupt kein Zweifel bestehen kann, der allerdings bezüglich seiner Zugehörigkeit zur Autophagie zu überprüfen ist. Es handelt sich um die Einhüllung von Viruspartikeln, wie sie Dales (1969) zeigt und als Autophagie bezeichnet. Dieser Deutung ist rein formal nicht zu widersprechen; denn es handelt sich fraglos um die Segregation frei im Grundplasma gelegener Portionen durch eine doppelte Membran. Der Unterschied zur Autophagie besteht aber darin, daß das Virusmaterial kein im eigentlichen Sinne zelleigenes Material ist und daß es im Anschluß an die Segregation nicht lysosomal abgebaut wird, sondern die Zelle verläßt.

Im Hinblick auf das Problem der statistischen Selektivität sind nun die eigenen Befunde zur diurnalen Rhythmik, insbesondere der Glycogensegregation, zu analysieren (Abb. 26). Denn die gefundenen tageszeitlichen Schwankungen der Anzahl glykogenhaltiger Vacuolen und damit der Menge segregierten Glycogens G_s vermitteln zunächst den Eindruck, daß im Zeitraum zwischen 15 und 17 Uhr Glycogen bevorzugt, also selektiv, segregiert und intravacuolär abgebaut wird.

Dieser Eindruck entsteht zum einen dadurch, daß der Gipfelpunkt der Kurve G_s gegenüber dem aus der Literatur bekannten Glycogenmaximum bei 8—10 Uhr (z.B. v. Mayersbach, 1967) um etwa 7 Std verschoben ist. Zum anderen ist auch die beträchtliche Differenz zwischen Maximum und Minimum der Kurve G_s nicht mit dem Ausmaße der Schwankungen des Gesamtglycogengehaltes zu korrelieren; denn bei diesen ergibt sich aus den Daten der Literatur zwischen Maximum und Minimum ein Verhältnis von $3:1—5:1$, wogegen in der Kurve G_s die Relation $40:1$ oder mehr beträgt. Am Zustandekommen dieser Relation sind allerdings von vornherein nicht nur die Schwankungen des Glycogengehaltes beteiligt, sondern es müssen auch tageszeitliche Veränderungen der Segregationsrate insgesamt berücksichtigt werden. Als Maß dafür betrachten wir die Menge segregierter Mitochondrien M_s; denn die Bezugsgröße, also die Menge nicht segregierter, freier Mitochondrien, kann im Prinzip als konstant angesehen werden. Setzt man nun G_s jeweils in Beziehung zur Gesamtsegregation, indem man den Quotienten G_s/M_s bildet, so ergibt sich eine korrigierte Kurve (Abb. 26 unten), deren Verlauf durch die Schwankungen des Gesamtglycogengehaltes erklärbar sein muß, sofern keine Selektivität im Spiele ist.

In der korrigierten Kurve G_s/M_s liegen nun Maxima und Minima in der Tat weniger extrem als in der Kurve G_s; die aus der Kurve ablesbare Relation beträgt $8:1$. In Wirklichkeit dürfte aber der Gipfel gegenüber dem Kurvental noch um einiges höher liegen, da offensichtlich, und durch planimetrische Auswertung von Stichproben bestätigt, mit der Zunahme der Zahl glycogenhaltiger Vacuolen die Menge des Glycogens pro Vacuole mindestens um den Faktor 2 ansteigt, was in den Kurven G_s und G_s/M_s noch nicht berücksichtigt ist. Man hat also in der korrigierten Kurve G_s/M_s mit einer Maximum-Minimum-Relation von ca. $16:1$ zu rechnen. Am Zeitpunkt des Kurvengipfels wird durch diese Korrektur nichts geändert.

Es ist nun zu klären, inwieweit eine zeitliche Verschiebung der Kurve G_s/M_s gegenüber der Kurve des Glycogengehaltes möglich ist, ohne daß Selektivität zur Erklärung nötig wäre. Grundsätzlich ist mit einer Verschiebung zu rechnen; denn die aktuelle Menge intravacuolären Materials hängt ja nicht nur von der jeweiligen Segregationsrate ab, sondern auch davon, wie lange das einmal segregierte Material in den Vacuolen verbleibt, bevor es abgebaut wird. Zu berücksichtigen ist also in unserem Falle die Lebensdauer des intravacuolären Glycogens bzw. der zeitliche Verlauf des intravacuolären Glycogenabbaues.

Diese Beziehungen sind erst anhand eines Modelles anschaulich zu machen (Abb. 27). Die tageszeitlichen Schwankungen des Glycogengehaltes werden dabei durch eine Sinuskurve G dargestellt, die so in das Koordinatensystem gelegt wurde, daß zwischen Kurvengipfel und -tal eine Relation von etwa $5:1$ besteht (Abb. 27a). Betrachtet man nun allein die Segregation und geht davon aus, daß das Glycogen proportional zur Gesamtmenge segregiert wird, so läßt sich eine wellenförmig stetig ansteigende Summenkurve G_+ konstruieren, die zum Zeitpunkt des Glycogenmaximums relativ steil, während des Glycogenminimums entsprechend flach ansteigt. Für den zeitlichen Verlauf des intravacuolären Glycogenabbaues wiederum als Summenkurve G_- kann man nun verschiedene Möglichkeiten versuchsweise einsetzen. Der Abstand zwischen G_+ und G_- in der Senkrechten repräsentiert dann die jeweils intravacuolär vorliegende Glycogenmenge G_s. Aus dem Abstand G_+ bis G_- in der Waagerechten ist die Lebensdauer des segregierten Glycogens abzulesen, also die Zeit von der Segregation bis zum Abbau.

Nimmt man zunächst eine konstante mittlere Lebensdauer des intravacuolären Glycogens an, so ist in jedem Falle eine Verschiebung der Kurve G_s gegenüber G um die Hälfte der Lebensdauer zu erwarten. Für eine Verschiebung um 6 Std wäre eine Lebensdauer von 12 Std zu fordern. Wie in Abb. 27b dargestellt, resultiert aber dann aus dem Verlauf von G_+ und G_- eine Kurve für G_s, bei der die Relation Maximum:Minimum mit 2,5:1 deutlich niedriger liegt als bei der Ausgangskurve G. Zur Deutung unserer Befunde ist also die Möglichkeit einer konstanten, relativ langen Lebensdauer nicht geeignet, auch schon deshalb nicht, da unsere realiter für G_s gefundene Kurve (Abb. 26) in ihrem abfallenden Teil für eine vergleichsweise kurze Lebensdauer spricht.

Eine andere Situation ergibt sich in unserem Modelldiagramm, wenn nicht die Lebensdauer des segregierten Glycogens, sondern die Abbaugeschwindigkeit als konstant angenommen wird. G_- wird dann durch eine Gerade repräsentiert, die der mittleren Steigung von G_+ entsprechen muß, wenn sich in der Gesamtbilanz Segregation und Abbau die Waage halten sollen. Legen wir nun die Gerade G_- sehr nahe an die Kurve G_+ (Abb. 27c), so ergibt sich für G_s eine Kurve, die wiederum um 6 Std gegenüber G verschoben ist, wobei aber das Maximum im hier konstruierten Falle um den Faktor 15 höher liegt als das Minimum. Ein Grenzwert nach oben existiert dabei nicht; denn theoretisch kann das Minimum zwischen G_+ und G_- sich dem Wert 0 nähern.

Ergebnis unserer Modellüberlegungen ist demnach, daß eine stetige und demnach limitierte Abbaurate für segregiertes Glycogen eine Verschiebung des Maximums segregierten Glycogens, also glycogenhaltiger Vacuolen, gegenüber dem Gesamt-Glycogenmaximum um 6 Std bedingen kann und auch geeignet ist, eine beliebige Überhöhung der Relation von Maximum:Minimum zu erklären.

Der Verlauf unserer Kurven für G_s bzw. G_s/M_s kann also ohne Annahme einer selektiven Glycogensegregation erklärt werden. Auch die Befunde von Thys (1970), der 3 Std nach Gabe von Aktinomycin glycogenhaltige Vacuolen, aber keine segregierten Mitochondrien fand und der einen selektiven intravacuolären Glycogenabbau diskutiert, verlieren in diesem Zusammenhang an Bedeutung, da sie möglicherweise lediglich auf der geschilderten Tagesrhythmik beruhen. Dennoch ist die Möglichkeit der Selektivität noch keineswegs ausgeschlossen; denn insbesondere die Überlegungen zum Abbaumechanismus tragen rein hypothetischen Charakter und müßten in jedem Falle durch biochemische Untersuchungen ergänzt werden. Von der durch die vorliegenden Ergebnisse gewonnenen Basis aus sollten jedenfalls Untersuchungen, in denen auch andere Organellen zu berücksichtigen wären und die in den physiologischen Ablauf modifizierend eingreifen, weitere Aufschlüsse zur Frage der statistischen Selektivität erbringen.

Daß diese Frage über den rein theoretischen Ansatzpunkt hinaus Konsequenzen haben kann, wird am Ende eines letzten Abschnittes darzulegen sein, in dem die funktionelle Wertigkeit der cellulären Autophagie im Rahmen der Zellpathologie umrissen werden soll.

C) Celluläre Autophagie im Rahmen zellpathologischer Phänomene

Bei den anfänglichen Beschreibungen und Erörterungen hat der pathologische Aspekt der cellulären Autophagie ganz im Vordergrund gestanden. So fand die erste einschlägige, damals aufgrund rein lichtmikroskopischer Beobachtungen entwickelte Konzeption der umschriebenen Cytoplasmacoagulation ihren Platz in der umfassenden Darstellung der Pathobiosen (Altmann, 1956), und auch bei der späteren durch elektronenmikroskopische Befunde im Verein mit dem Lysosomenkonzept ermöglichten Präzisierung, etwa als „focal cytoplasmic degradation" (Hruban et al., 1963), stand man ganz unter dem Eindruck einer pathologischen Cytoplasmaalteration. Da aber immer wieder gezeigt werden konnte, daß Autophagie auch unter physiologischen Umständen stattfindet (Novikoff u. Shin, 1964; Ericsson, 1969c), wie es auch aus unseren eigenen Untersuchungen klar hervorgeht, hat man sich erneut der Frage zuzuwenden, was an der cellulären Autophagie pathologisch ist oder sein kann. Das Problem wird übersichtlicher, wenn man die beiden zugrunde liegenden Phänomene, die Segregation und die lysosomale Verdauung, getrennt betrachtet.

Auf der Seite der Segregation gibt es in pathologischer Hinsicht nach allen derzeit bekannten Befunden prinzipiell die quantitative Steigerung mit dem Erscheinungsbild vieler und großer autophagischer Vacuolen. Wie bereits ausgeführt, wissen wir nicht, ob der Segregation eine Schädigung speziell des betreffenden Cytoplasmaareals vorausgeht. Den Vorgang der pathologisch gesteigerten Segregation kann man daher derzeit lediglich als eine offenbar planvolle Reaktion der Zelle auf einen wie auch immer gearteten Reiz bezeichnen, wobei man auch bei physiologischen Vorgängen, die mit gesteigerter cellulärer Autophagie einhergehen (Regression, Metamorphose), quoad Zelle von pathologischen Reizen sprechen müßte.

In der Regel ist die Reaktion der pathologisch gesteigerten cellulären Autophagie vorübergehender Natur. Die Zeitspanne, in der sie stattfindet, braucht nicht mit der Einwirkungsdauer des auslösenden Reizes übereinzustimmen: so weisen Arstila u. Trump (1968) darauf hin, daß bei wiederholter Glucagoninjektion keine weitere gesteigerte Neubildung autophagischer Vacuolen mehr erfolgt. Ebenso wie die gesteigerte Segregationstätigkeit reversibel ist, kann auch selbst in erheblicher Menge segregiertes Material ziemlich rasch und offenbar vollständig abgebaut werden, wie unsere Befunde 24 Std nach Pfortaderastligatur zeigen; denn zu diesem Zeitpunkt sind bereits keinerlei Zeichen einer vorausgegangenen gesteigerten Autophagie mehr vorhanden.

Hier hat man sich also bereits mit der anderen Seite der cellulären Autophagie, also mit dem enzymatischen Abbau, zu befassen. Der manchmal geäußerten Ansicht, beim lysosomalen Abbau segregierter Cytoplasmabestandteile blieben in jedem Falle unverdaubare Reste zurück, kann man bei dem eben erwähnten „leeren" Befund nach Abklingen einer Autophagiewelle kaum beipflichten, zumal das heute bekannte Spektrum lysosomaler Fermente Substrate aller Stoffklassen umfaßt. Insbesondere gilt dies für Phospholipide, die nicht selten als Restmaterial angesprochen werden, für deren Abbau aber prinzipiell — wie heute bekannt ist — reichlich lysosomale Hydrolasen vorhanden sind (Mellors u. Tappel, 1967; Fowler und de Duve, 1969). Eine Anhäufung von Resten, d.h. von nicht weiter abbaubarem Material, in lysosomalen Vacuolen muß demnach über die Segregation als solche hinaus von zusätzlichen Bedingungen abhängig sein. Diese können zweierlei verschiedenen Ursprungs sein, woraus Phänomene von entsprechend unterschiedlicher Wertigkeit resultieren.

Der eine Weg würde darin bestehen, daß cytoplasmatisches Material bereits vor der Segregation Veränderungen erlitten hat, die den normalerweise leicht

möglichen lysosomalen Abbau unmöglich machen. Ein solcher Mechanismus
scheint vor allem bei der Genese von Lipopigmenten eine Rolle zu spielen. Diese
enthalten polymere Lipoproteine, bei deren Entstehung die Lipidperoxydation
durch freie Radikale (z.B. Slater, 1969; Pryor, 1970) eine wesentliche Rolle
spielt. Es ist natürlich nicht von vornherein gesagt, daß es in jedem Falle
Cytoplasmaorganellen sind, an denen sich solche Veränderungen abspielen, jedoch
kann dieser Weg keinesfalls außer acht gelassen werden, seitdem Chio et al. (1969)
durch Peroxidation von Cytoplasmaorganellen in vitro Stoffe mit der für Lipo-
pigmente charakteristischen Fluorescenz erzeugen konnten. Findet an solchen
Organellen in vivo eine Lipidperoxydation statt, sei es durch induzierten
Mangel, sei es durch „unterschwellige Defizienz" (Porta u. Hartroft, 1969)
antioxidierender Stoffe (wie Vitamin E), so würde bereits die physiologische
Autophagie eine langsame Akkumulation bewirken. Umgekehrt ist aber auch bei
extrem gesteigerter Autophagie keine Pigmentbildung zu erwarten, wenn eine
entsprechende Lipidperoxydation nicht stattfindet.

Autophagie kann also stets nur Teilursache der Entstehung von Lipopigmenten sein, und es ist keineswegs sicher, daß deren Bildung grundsätzlich über
die geschilderten Veränderungen von Cytoplasmaorganellen führt. Denkbar wäre
auch, daß entsprechende Substanzen im Grundplasma anfallen. Ein solcher Weg
muß u. E. für zahlreiche „Myelinkörper" diskutiert werden, die beispielsweise nach
Chloroquin in den verschiedensten Zellen auftreten (z. B. Abraham et al., 1968).
Daß es sich dabei nicht einfach um Reste segregierter Mitochondrien oder
anderer Membranen handelt, zeigen am besten die Untersuchungen von Hendy
et al. (1969), die im Verlaufe der ziemlich raschen Entstehung solcher
Myelinkörper in Herzmuskelzellen keine einzige autophagische Vacuole im her-
kömmlichen Sinne finden konnten. Ob hierbei eine Umwandlung irgendwelcher
cytoplasmatischer Substanzen oder eine Fehlsynthese vorliegt, kann in diesem
Zusammenhang dahingestellt bleiben.

Ganz anders als bei diesen dem Vacuolenstadium vorgeschalteten Prozessen
sind nun die Verhältnisse, wenn physiologischerweise intravacuolär anfallende
Substanzen infolge einer enzymatischen Defizienz nicht abzubauen sind und
dann akkumulieren. Dieses Prinzip wird heute zur Erklärung zahlreicher Speicher-
krankheiten herangezogen, und zwar in allen Fällen, in denen ein Zusammenhang zwischen einem fehlenden lysosomalen Enzym und der chemischen Natur
intravacuolär gelegener Speichersubstanzen herzustellen ist (Übersicht bei Hers
u. van Hoof, 1969).

Der Weg, auf dem das später sich anhäufende Material in die lysosomalen Vacuolen
gelangt, wird häufig nicht genauer analysiert. Grundsätzlich kommen Heterophagie und
Autophagie in Frage. Darüberhinaus sind aber auch noch Vorgänge zu berücksichtigen, die
sich in dieses Schema nicht recht einordnen lassen. So ist in Rechnung zu stellen, daß bei
der Heterophagie stets auch zelleigene Substanz, nämlich Oberflächencoat, mit inkorporiert
wird, ein Umstand, der vielleicht für die zunächst überraschend hohe intracelluläre Abbaurate für neugebildete Mucopolysaccharide in kultivierten Fibroblasten (Fratantoni et al., 1968)
mit verantwortlich ist.

Unter diesen Erkrankungen ist im Zusammenhang mit der cellulären Auto-
phagie und insbesondere der hier erstmals näher untersuchten physiologischen
Glycogensegregation die Glycogenose Typ II (Pompe) von besonderem Interesse.
Wie Hers (1963) zeigen konnte, fehlt dabei das lysosomale Enzym α-Glucosidase,

und morphologisch wird das Bild der Leberzellen durch große mit Glycogen gefüllte Vacuolen beherrscht (Baudhuin et al., 1964; Mc Adams u. Wilson, 1966; Hug u. Schubert, 1967), die bereits bei der ersten Beschreibung (Baudhuin et al., 1964) als das Resultat einer kontinuierlichen Akkumulation des nicht abbaubaren Glycogens interpretiert worden sind. Die genaueren physiologischen Grundlagen dafür liefern aber, sozusagen nachträglich, erst die eigenen Befunde, die zeigen, daß Glycogen in geringer, aber doch eindeutig registrierbarer Menge ständig segregiert wird. Daß dieses Glycogen nun im Falle des Enzymmangels weiter akkumuliert, ist also in der Tat vorhersehbar, läßt aber auch wichtige Rückschlüsse auf die Natur der cellulären Autophagie zu. Denn als wesentliche Voraussetzung dieser Kausalkette ist zu postulieren, daß die Autophagie, gleichsam ohne Rücksicht auf die geschilderten Konsequenzen weiterläuft, und unter diesem Aspekt gewinnen die vorher angeschnittenen Fragen nach der Selektivität und damit eng verbunden nach Ursache und Bedeutung der cellulären Autophagie neues Gewicht.

Zusammenfassung

An Leberparenchymzellen der Ratte werden Phänomene der cellulären Autophagie unter physiologischen und pathologischen Bedingungen (Pfortaderastligatur, $^3/_4$-Teilhepatektomie) elektronenmikroskopisch unter Zuhilfenahme enzymcytochemischer und quantitativer Methoden untersucht.

Die heute überwiegend vertretene Meinung, die Grenzmembran autophagischer Vacuolen stamme aus präexistenten Membranen, insbesondere Membranen des endoplasmatischen Reticulum, erweist sich als nicht hinreichend begründet. Aufgrund eigener Befunde wird eine Hypothese entwickelt, nach der das primäre Ereignis bei der Autophagie die Bildung eines segregierenden Spaltes im Grundcytoplasma mit gleichzeitiger de novo-Entstehung von Membranen längs der Grenzflächen dieses Spaltes ist. Die anfänglich doppelte Grenzmembran autophagischer Vacuolen ist somit, besser als bisher angenommen, mit einer Neuentstehung der Membran zu vereinbaren. Auf Bilder, die doppelmembranbegrenzte Vacuolen lediglich vortäuschen, wird hingewiesen.

Für die Umwandlung der doppelten Membran in die einfache sind zwei Wege offen, nämlich Auflösung der inneren Membran oder Verschmelzung der beiden Membranen zu einer kompakten Membran. Besonderheiten der Vacuolenmembran späterer Stadien sind der „innere Coat", eine 100—150 Å breite helle Zone, und gelegentlich ein asymmetrischer Membranaufbau.

Verformungen autophagischer Vacuolen können im Schnitt als vielgestaltige Profile in Erscheinung treten. Diese sind durch den Nachweis segregierten Materials (insbesondere Glycogen) sowohl vom endoplasmatischen Reticulum als auch vom Golgi-Apparat zu unterscheiden. Sie belegen eine besondere Plastizität autophagischer Vacuolen und lysosomaler Körper überhaupt, woraus sich Konsequenzen für die Interpretation des vacuolären Apparates (im Sinne von de Duve) ergeben.

Inhalt autophagischer Vacuolen können praktisch alle Cytoplasmaorganellen und paraplasmatischen Substanzen sein. Segregierte Mikrokörper (Microbodies) unterliegen einem besonderen Strukturwandel (Verdickung der Membran, Entstehung von osmiumresistenten Mikrotubuli aus der Matrix), der für gewöhnlich nicht faßbare Eigenschaften dieser Organellen offenbart.

Quantitativ kontrollierte enzymcytochemische Untersuchungen mit verbesserter Ergiebigkeit bestätigen die Existenz des nicht lysosomalen Anfangsstadiums der cellulären Autophagie (Autophagosom). Sie weisen außerdem darauf hin, daß eine morphologisch faßbare Strukturdegradation in autophagischen Vacuolen noch kein sicheres Zeichen für die Anwesenheit lysosomaler Enzyme ist.

In Kontrolltieren unterliegt die Anzahl autophagischer Vacuolen ausgeprägten tageszeitlichen Schwankungen. Segregierte Mitochondrien sind tagsüber um mindestens das 5fache häufiger als nachts. Noch größere Schwankungen zeigt die Zahl glycogenhaltiger Vacuolen. Deren Maximum ist gegenüber dem Glycogenmaximum deutlich verschoben und fällt in die Zeit der allgemeinen tageszeitlichen Glycogenreduktion. Es wird diskutiert, ob Glycogen in diesem Zeitraum gegenüber anderen Cytoplasmabestandteilen bevorzugt, also selektiv segregiert wird. Wie Modellüberlegungen zeigen, ist der Befund auch mit einem ungezielten Vorgang zu vereinbaren, wenn man annimmt, daß der intravacuoläre (hydrolytische) Glycogenabbau in konstanter und limitierter Rate vonstatten geht.

Celluläre Autophagie kann auf verschiedene Weise am Zustandekommen zellpathologischer Phänomene beteiligt sein. Sie findet im Rahmen qualitativer Umstellungsreaktionen der Zelle in gesteigertem Ausmaße statt, ohne daß daraus bleibende Veränderungen resultieren müßten. Zu einer intravacuolären Stoffanhäufung kann es aber im Gefolge schon der physiologischen Autophagie kommen, entweder wenn Zellmaterial bereits vor der Segregation so verändert worden ist, daß es nicht mehr restlos abgebaut werden kann, oder wenn bestimmte Schritte des intravacuolären Stoffabbaues infolge einer enzymatischen Defizienz blockiert sind.

Problems of Cellular Autophagy
Morphological, Enzyme Cytochemical, and Quantitative Observations in Normal and Alterated Rat Liver Cells
Summary

Phenomena of cellular autophagy were studied in rat liver parenchymal cells under physiological and pathological conditions (ligation of a branch of the portal vein, partial hepatectomy). Morphological observations were carried out with the electron microscope and were complemented by means of enzyme cytochemical and quantitative studies.

The current oppinion that the bordering membrane of autophagic vacuoles originates from preexisting membranes, especially those of the endoplasmic reticulum, cannot be supported. Our own studies lead to the hypothesis that the primary event in cellular autophagy is the formation of a segregating cleft in the cytoplasmic ground substance, accompanied by a *de novo* formation of membranes along the interfaces of the cleft. The double membranes bordering autophagic vacuoles in early stages are thus compatible with the assumption that they are newly formed. Their appearance cannot be taken as an argument against *de novo* formation Evidence is provided that double membranes surrounding vacuoles, visible in some of the photographs, are only apparent but not real („pseudo double membranes"). Furthermore occasional pairing of membranes of various origines may simulate vacuoles limited by double membranes („pseudo vacuoles").

The transformation of the double membrane into a single one may either procede via the dissoluton of the inner membrane or by the fusion of the two into one solid membrane. Membranes surrounding the vacuoles at later stages are often characterized by an "inner coat", a wide clear zone, 100–150 Å thick, and occasionally by an asymmetric structure of the membrane.

Changes in shape of the autophagic vacuoles, which can be described as protrusions of ground cytoplasm indenting the membrane of the vacuole, give rise to various profiles upon sectioning. They are to be distinguished from endoplasmic reticulum or the Golgi apparatus since they contain segregated material (especially glycogen). The various profiles observed document a high plasticity of the autophagic vacuoles and lysosomal bodies in general. This has to be taken into account when interpreting the vacuolar apparatus as defined by de Duve.

Almost all cytoplasmic organelles and paraplasmatic substances my be contained in the autophagic vacuoles. Segregated microbodies are subject to striking structural alterations (thickning of the membrane, formation of osmium-resistant microtubules from the matrix). Characteristics of these organelles become thus apparent which are usually not tangible.

By applying quantitative enzyme cytochemistry with improved sensitivity it can be demonstratedt hat a non-lysosomal initial stage of cellular autophagy indeed does exist (autophagosomes). In addition, these methods indicate that a morphologically discernable structural degradation cannot be regarded as sufficient evidence for the presence of lysosomal enzymes.

The number of autophagic vacuoles in control animals is subject to pronounced diurnal variations. Segregated mitochondria are at least 5 times as frequent during the day than they are at night. The number of glycogen containing vacuoles varies even more drastically. Their maximum does not coincide with the glycogen maximum and occurs at times when the usual glycogen reduction is observed. The possibility is discussed that, within such periods, glycogen as compared to other cytoplasmic components is preferentially, that is, selectively segregated. Alternatively, it can be assumed that the process is random, provided the intravacuolar (hydrolytic) glycogen degradation procedes at a constant and limited rate.

Cellular autophagy may contribute in various ways to the appearance of cell pathological phenomena. It increases concomitantly with qualitative fluctuations in cellular reactions. Such enhanced autophagy need not necessarily lead to permanent alterations. Even the physiological autophagy, however, may give rise to a pathological accumulation of material in the vacuoles. Either the cellular material may be altered prior to segregation in such a way that it can no longer be fully degraded or, alternatively, certain steps in the intravacuolar degradation are blocked as a consequence of enzyme deficiencies.

Literatur

Abraham, R., Hendy, R., Grasso, P.: Formation of myeloid bodies in rat liver lysosomes after chloroquine administration. Exp. molec. Path. **9**, 212—229 (1968).

Adams, E. C., Hertig, A. T.: Studies on the human corpus luteum. I. Observations on the ultrastructure of development and regression of the luteal cells during the menstrual cycle. J. Cell Biol. **41**, 696—715 (1969).

Altmann, H. W.: Allgemeine morphologische Pathologie des Cytoplasmas. Die Pathobiosen. In: Handbuch der allgemeinen Pathologie, Bd. II/1, S. 419—612. Berlin-Göttingen-Heidelberg: Springer 1955.

— Der Zellersatz, insbesondere an den parenchymatösen Organen. Verh. dtsch. Ges. Path. **50**, 15—51 (1966).

Arstila, A. U., Trump, B. F.: Studies on cellular autophagocytosis. The formation of autophagic vacuoles in the liver after glucagon administration. Amer. J. Path. **53**, 687—733 (1968).

Ashford, T. P., Porter, K. R.: Cytoplasmic components in hepatic cell lysosomes. J. Cell Biol. **12**, 198—202 (1962).

Bannasch, P.: The cytoplasm of hepatocytes during carcinogenesis. Recent results in cancer research vol. **19**. Berlin-Heidelberg-New York: Springer 1968.

Bartók, I., Totovic, V., Gedigk, P.: Über die Entstehung der peribiliären dichten Körper der Leberzellen. Untersuchungen in der präregeneratorischen Phase nach subtotaler Hepatektomie. Virchows Arch. path. Anat. **343**, 1—19 (1967).

Baudhuin, P., Hers, H. G., Loeb, H.: An electron microscopic and biochemical study of type II glycogenosis. Lab. Invest. **13**, 1139—1152 (1964).

Beaulaton, J.: Localisation d'activités lytiques dans la glande prothoracique du ver à soie du chêne (antheraea peruyi Guér.) au stade prénymphal. II. Les vacuoles autolytiques (cytolysomes). J. Microscopie **6**, 349—370 (1967).

Behnke, O.: Demonstration of acid phosphatase-containing granules and cytoplasmic bodies in the epithelium of foetal rat duodenum during certain stages of differentiation. J. Cell Biol. **18**, 251—265 (1963).

Bennett, H. S.: Morphological aspects of extracellular polysaccharides. J. Histochem. Cytochem. **11**, 14—23 (1963).

Bowers, B., Korn, E. D.: The fine structure of acanthamoeba castellanii (neff strain). II. Encystment. J. Cell Biol. **41**, 786—805 (1969).

Brachet, J.: Nucleocytoplasmic interactions in unicellular organisms. In: The cell. J. Brachet and A. E. Mirsky (eds.), vol. II, p. 771—841. New York: Academic Press 1961.

Brandes, D., Buetow, D. E., Bertini, F., Malkoff, D. B.: Role of lysosomes in cellular lytic processes. I. Effect of carbon starvation in Euglena gracilis. Exp. molec. Path. **3**, 583—609 (1964).

Cavazos, F., Lucas, F. V.: Further evidence of homophagocytic origin of giant lysosomes of endometrium. Amer. J. Path. **52**, 31a (1968).

Chalazonitis, N.: Formation des membranes cytosomiques dans les neurones d'Helix. C. R. Acad. Sci. (Paris) **267**, 1727—1730 (1968).

Chio, K. S., Reiss, U., Fletcher, B., Tappel, A. L.: Peroxidation of subcellular organelles: formation of lipofuscinlike fluorescent pigments. Science **166**, 1535—1536 (1969).

Clark, S. L.: Cellular differentiation in the kidneys of newborne mice studied with the electron microscope. J. biophys. biochem. Cytol. **3**, 349—362 (1957).

Confer, D. B., Stenger, R. J.: The evolution of lysosomes in hypoxic liver parenchyma as seen with the electron microscope. Amer. J. Path. **45**, 533—546 (1964).

Curgy, J. J.: Influence du mode de fixation sur la possibilité d'observer des structures myeliniques dans les hépatocytes d'embryons de poulet. J. Microscopie **7**, 63—80 (1968).

Daems, W. T.: Mouse liver lysosomes and storage. A morphological and histochemical study. Leiden: Luctor et Emergo 1962.

— Rijssel, T. G. van: The fine structure of the peribiliary dense bodies in mouse liver tissue. J. Ultrastruct. Res. **5**, 263—290 (1961).

— Wisse, E., Brederoo, P.: Electron microscopy of the vacuolar apparatus. In: Lysosomes in biology and pathology, J. T. Dingle and H. B. Fell (eds.) vol. I, p. 64—112. Amsterdam-London: North-Holland Publ. Co. 1969.

Dales, S.: Role of lysosomes in cell-virus interactions. In: Lysosomes in biology and pathology, J. T. Dingle and H. B. Fell (eds.) vol. II, p. 69—86. Amsterdam-London: North-Holland Publ. Co. 1969.

Dalton, A. J.: An electron microscopical study of a series of chemically induced hepatomas. In: Cellular control mechanisms and cancer, P. Emmelot and O. Mühlbock (eds.). Amsterdam-London-New York: Elsevier Publ. Co. 1964.

Deter, R., Baudhuin, P., Duve, C. de: Participation of lysosomes in cellular autophagy induced in rat liver by glucagon. J. Cell Biol. 35, c 11 (1967).

— Duve, C. de: Influence of glucagon, an inducer of cellular autophagy on some physical properties of rat liver lysosomes. J. Cell Biol. 33, 437—449 (1967).

Dietert, S. W.: Fine structure of the formation and fate of the residual bodies of mouse spermatozoa with evidence for the participation of lysosomes. J. Morph. 120, 317—346 (1966).

Dixon, J. S.: "Phagocytic" lysosomes in chromatolytic neurones. Nature (Lond.) 215, 657—658 (1967).

Drochmans, D.: Morphologie de glycogène. J. Ultrastruct. Res. 6, 141—163 (1962).

Duve, C. de: The lysosome. Scientific Amer. 208, 64—72 (1963a).

— General properties of lysosomes. In: Lysosomes, A. V. S. de Reuck and M. P. Cameron (eds.), p. 1—31. London: J. A. Churchill Ltd. 1963b.

— The peroxisome: a new cytoplasmic organelle. Proc. roy. Soc. 173, 71—83 (1969).

— Wattiaux, R.: Functions of lysosomes. Ann. Rev. Physiol. 28, 435—492 (1966).

Edwards, V. D., Simon, G. T.: Ultrastructural aspects of red cell destruction in the normal rat spleen. J. Ultrastr. Res. 33, 187—201 (1970).

Ericsson, J. L. E.: Absorption and decomposition of homologous hemoglobin in renal proximal tubular cells. Acta path. microbiol. scand., Suppl. 168, 1—121 (1964).

— Studies on induced cellular autophagy. I. Electron microscopy of cells with in vivo labelled lysosomes. Exp. Cell Res. 55, 95—106 (1969a).

— Studies on cellular autophagy. II. Characterization of the membranes bordering autophagosomes in parenchymal liver cells. Exp. Cell Res. 56, 393—405 (1969b).

— Mechanism of cellular autophagy. In: Lysosomes in biology and pathology, J. T. Dingle and H. B. Fell (eds.), vol. II, p. 345—394. Amsterdam-London: North-Holland Publ. Co. 1969c.

— Trump, B. F., Weibel, J.: Electron microscopic studies of the proximal tubule of the rat kidney. II. Cytosegresoms and cytosomes: their relationship to each other and to the lysosome concept. Lab. Invest. 14, 1341—1365 (1965).

Fawcett, D. W.: Observations on the cytology and electron microscopy of hepatic cells. J. nat. Cancer Inst. 15, 1475—1503 (1955).

Fedorko, M. E., Hirsch, J. G., Cohn, Z. A.: Autophagic vacuoles produced in vitro. I. Studies on cultured macrophages exposed to chloroquine. J. Cell Biol. 38, 377—391 (1968).

Flickinger, C. J.: The effects of enucleation on the cytoplasmic membranes of amoeba proteus. J. Cell Biol. 37, 300—315 (1968).

Forssmann, W. G., Siegrist, G., Orci, L., Giradier, L., Pictet, R., Rouiller, C.: Fixation par perfusion pour la microscopie électronique. Essai de généralisation. J. Microscopie 6, 279—304 (1967).

Fowler, S., Duve, C. de: Digestive activity of lysosomes. II. The digestion of lipids by extracts of rat liver lysosomes. J. biol. Chem. 244, 471—481 (1969).

Frank, A. L., Christensen, A. K.: Localization of acid phosphatase in lipofuscin granules and possible autophagic vacuoles in interstitial cells of the guinea pig testis. J. Cell Biol. 36, 1—14 (1968).

Fratantoni, J. C., Hall, C. W., Neufeld, E. F.: The defect in Hurler's and Hunter's syndromes: Faulty degradation of mucopolysaccharide. Proc. nat. Acad. Sci. (Wash.) 60, 699—706 (1968).

Furin-Sloat, B., Allen, J. M.: Soluble and membrane associated forms of acid phosphatase associated with the lysosomal fraction of rat liver. Ann. N. Y. Acad. Sci. 166, 574—600 (1969).

Gharagozlou, I. D.: Existence d'inclusions lysosomiques dans les cellules adipeuses de periplaneta americum (Blattidae). C. R. Acad. Sci. (Paris) 268, 2455—2457 (1969).

Glinsmann, W. H., Ericsson, J. L. E.: Observations on the subcellular organization of hepatic parenchymal cells. II. Evolution of reversible alterations induced by hypoxia. Lab. Invest. 15, 762—777 (1966).

Goldblatt, P. J., Williams, G. M.: Some alterations in hepatic cytosome structure and acid phosphatase activity induced by DL-ethionine. Amer. J. Path. 57, 253—271 (1969).

Goldfischer, S., Novikoff, A. B., Albala, A., Biempica, L.: Hemoglobin uptake by rat hepatocytes and its breakdown within lysosomes. J. Cell Biol. 44, 513—529 (1970).

Helminen, H. J., Ericsson, J. L. E.: Studies on mammary gland involution. III. Alterations outside auto- and heterophagocytic pathways for cytoplasmic degradation. J. Ultrastruct. Res. 25, 228—239 (1968).

Hendy, R. J., Abraham, R., Grasso, P.: The effect of chloroquine on rat heart lysosomes. J. Ultrastruct. Res. 29, 485—495 (1969).

Hers, H. G.: α-Glucosidase deficiency in generalized glycogen-storage disease (Pompe's disease). Biochem. J. 86, 11—16 (1963).

— Hoof, F. van: Genetic abnormalities of lysosomes. In: Lysosomes, J. T. Dingle and H. B. Fell (eds.). vol. II, p. 19—40. Amsterdam-London: North-Holland Publ. Co. 1969.

Hollande, E.: Formation des hétérolysosomes et des cytolysomes dans les glandes multifides d'Helix pomatia (L.): Étude ultrastructurale du processus de réabsorption de glyco-protéines. C. R. Acad. Sci. (Paris) 268, 341—344 (1969).

Holtzmann, E., Dominitz, R.: Cytochemical studies of lysosomes, Golgi apparatus and endoplasmic reticulum in secretion and protein uptake by adrenal medulla cells of the rat. J. Histochem. Cytochem. 16, 320—336 (1968).

— Novikoff, A. B., Villaverde, H.: Lysosomes and Gerl in normal and chromatolytic neurons of the rat ganglion nodosum. J. Cell Biol. 33, 419—435 (1967).

Hruban, Z., Rechcigl, M.: Microbodies and related particles. Int. Rev. Cytol., Suppl. 1, (1969).

— Slesers, A., Orlander, R.: Structure of enzymes in vitro. Lab. Invest. 16, 550—563 (1967).

— Spargo, B., Swift, H., Wissler, R. W., Kleinfeld, R. G.: Focal cytoplasmic degradation. Amer. J. Path. 42, 657—683 (1963).

— Swift, H., Slesers, A.: Ultrastructural alterations of hepatic microbodies. Lab. Invest. 15, 1884—1901 (1966).

— — Wissler, R. W.: Analog-induced inclusions in pancreatic acinar cells. J. Ultrastruct. Res. 7, 273—285 (1962).

Hübner, G.: Zur Neubildung von dichten Körpern (sog. peribilary bodies) in den Leber-zellen der Maus. Verh. dtsch. Ges. Path. 50, 456—461 (4966).

— Die pathischen Reaktionen des Lebergewebes. Veröffentl. morph. Path. Bd. 78. Stutt-gart: Gustav Fischer 1968a.

— Die Rolle der Lysosomen beim Ikterus der Leber und bei der Pigmentablagerung in den Leberzellen. In: Ikterus, H. Beck (ed.), S. 115—123. Stuttgart-New York: K. F. Schattauer 1968b.

Hug, G., Schubert, W. K.: Glycogenosis type II. Arch. Path. 84, 141—152 (1967).

Kerr, J. F. R.: An electron microscopic study of giant cytosegresomes in acute liver injury due to heliotrine. Pathology 1, 83—94 (1969).

— Liver cell defaecation: An electron microscope study of the discharge of lysosomal residual bodies into the intercellular space. J. Path. 100, 99—103 (1970).

Kilkarski, W.: The fine structure of striated muscles in teleosts. Z. Zellforsch. 79, 562—580 (1967).

Korn, E. D.: Cell membranes: structure and synthesis. Ann. Rev. Biochem. 38, 263—288 (1969).

Koss, L. G.: The asymmetric unit membranes of the epithelium of the urinary bladder of the rat. An electron microscopic study of a mechanism of epithelial maturation and function. Lab. Invest. 21, 154—168 (1969).

Legg, P. G., Wood, R. L.: Effects of catalase inhibitors on the ultrastructure and peroxidase activity of proliferating microbodies. Histochemie 22, 262—276 (1970).

Lennep, E. W. van, Madden, L. M.: Electron microscopic observations on the involution of the human corpus luteum of menstruation. Z. Zellforsch. 66, 365—380 (1965).

Levy, M. R., Elliott, A. M.: Biochemical and ultrastructural changes in tetrahymena pyriformis during starvation. J. Protozool. 15, 208—222 (1968).

Locke, M., Collins, J. V.: The structure and formation of protein granules in the fat body of an insect. J. Cell Biol. 26, 857—884 (1965).

Malkoff, D. B., Buetow, D. E.: Ultrastructural changes during carbon starvation in Euglena gracilis. Exp. Cell Res. 35, 58—68 (1963).

Masurovsky, E. B., Bunge, M. B., Bunge, R. P.: Cytological studies of organotypic cultures of rat dorsal root ganglia following x-ray irradiation in vitro. I. Changes in neurons and satellite cells. J. Cell Biol. 32, 467—497 (1967).

Matile, P., Moor, H.: Vacuolation: Origin an development of the lysosomal apparatus in root-tip cells. Planta (Berl.) 80, 159—175 (1968).

Matsuura, S., Morimoto, T., Nagata, S., Tashiro, Y.: Studies on the posterior gland of the silkworm, Bombyx mori. II. Cytolytic processes in posterior silk gland cells during metamorphosis from larva to pupa. J. Cell Biol. 38, 589—603 (1968).

Matter, A., Orci, L., Rouiller, C.: A study on the permeability barriers between Disse's space and the bile canaliculus. J. Ultrastruct. Res., Suppl. 11 (1969).

Maunsbach, A. B.: Observations on the ultrastructure and acid phosphatase activity of the cytoplasmic bodies in rat kidney proximal tubule cells. J. Ultrastruct. Res. 16, 197—238 (1966).

Mayersbach, H. von: Seasonal influences on biological rhythms of standardized laboratory animals. In: The cellular aspects of biorhythms H. v. Mayersbach (ed.) p. 87—99. Berlin-Heidelberg-New York: Springer 1967.

McAdams, A. J., Wilson, H. E.: The liver in generalized glycogen storage disease. Amer. J. Path. 49, 99—111 (1966).

Mego, J. L., McQueen, J. D.: Possible evidence for a mechanism which maintains an acid pH within heterolysosomes. J. Cell Biol. 35, 176 A (1967).

Mellors, A., Tappel, A. L.: Hydrolysis of phospholipids by a lysosomal enzyme. J. Lipid Res. 8, 479—485 (1967).

Miller, F., Palade, G. E.: Lytic activities in renal protein absorption droplets. J. Cell Biol. 23, 519—552 (1964).

Müller, M., Röhlich, P., Tóth, J., Törö, I.: Fine structure and enzymic activity of protozoan food vacuoles. In: Lysosomes, A. V. S. de Reuck and M. P. Cameron (eds.), p. 201—216. London: J. and A. Churchill Ltd. 1963.

Nachmias, V. T.: A study by electron microscopy of the formation of new surface by chaos chaos chaos. Exp. Cell Res. 43, 583—601 (1966).

Napolitano, L.: Cytolysomes in metabolically active cells. J. Cell Biol. 18, 478—481 (1963).

Novikoff, A. B.: Lysosomes in the physiology and pathology of cells. Contribution of staining methods. In: Lysosomes, A. V. S. de Reuck and M. P. Cameron (eds.), p. 36—73. London: J. and A. Churchill Ltd. 1963.

— Cytochemical staining reactions ("Marker" enzymes) in the study of rat hepatomas. III. Int. Congr. Histochem. Cytochem. New York 1968, p. 192—193.

— Essner, E.: Cytolysomes and mitochondrial degeneration. J. Cell Biol. 15, 140—146 (1962).

— — Quintana, N.: Golgi apparatus and lysosomes. Fed. Proc. 23, 1010—1022 (1964).

— Shin, W. Y.: The endoplasmic reticulum in the Golgi zone and its relation to microbodies, Golgi apparatus and autophagic vacuoles in rat liver cells. J. Microscopie 3, 187—206 (1964).

Oledzka-Slotwinska, H., Desmet, V.: Participation of the cell membran in the formation of "autophagic vacuoles". Virchows Arch. Abt. B Zellpath. 2, 47—61 (1969).

Palade, G. E., Siekevitz, P., Caro, L. G.: Structure, chemistry and function of the pancreatic exocrine cell. In: The exocrine pancreas, A. V. S. de Reuck and M. P. Cameron (eds.), p. 23—49. London: J. and A. Churchill Ltd. 1962.

Pfeifer, U.: O-mikrotubuli in fokalen Cytoplasmanekrosen und ihre Beziehung zu Mikrokörpern. Virchows Arch. Abt. B Zellpath. 2, 1—5 (1969a).

— Kombinierte elektronenmikroskopische Darstellung der Arylsulfatase und der sauren Phosphatase in Lysosomen des Nierentubulus. Histochemie 17, 284—292 (1969b).

Pfeifer, U.: Zur Frage der Beteiligung lysosomaler Enzyme an der fokalen Cytoplasmadegradation. Verh. dtsch. Ges. Path. **53**, 344—350 (1969c).
— Celluläre Autophagie: Glycogensegregation im Frühstadium einer partiellen Leberatrophie. Virchows Arch. Abt. B Zellpath. **5**, 242—253 (1970).
— Bannasch, P.: Zum Problem der „hyalinen Eiweißtropfen" im Cytoplasma der Leberparenchymzellen. Licht- und elektronenmikroskopische Untersuchungen nach $^3/_4$-Hepatektomie. Virchows Arch. Abt. B Zellpath. **1**, 365—388 (1968).
Phillips, M. J., Hetenyi, G., Adachi, F.: Ultrastructural hepato-cellular alterations induced by in vivo fructose infusion. Lab. Invest. **22**, 370—379 (1970).
Porta, E. A., Hartroft, W. S.: Lipid pigments in relation to aging and dietary factors (lipofuscins). In: Pigments in pathology, M. Wolman (ed.), p. 191—235. New York and London: Academic Press 1969.
Porter, K. R., Keynon, K., Badenhausen, S.: Specializations of the unit membrane. Protoplasma (Wien) **63**, 262—274 (1967).
Pryor, W. A.: Free radicals in biological systems. Scientific American **223**, 70—83 (1970).
Racker, E.: Resolution and reconstitution of a mammalian membrane. J. gen. Physiol. **54**, 38S—49S (1969).
— Proctor, H.: Reconstitution of the outer mitochondrial membrane with monoamine oxidase. Biochem. biophys. Res. Commun. **39**, 1120—1125 (1970).
Rambourg, A., Leblond, C. P.: Electron microscopic observations on the carbohydrate-rich cell coat present at the surface of cells in rat. J. Cell Biol. **32**, 27—53 (1967).
Ray, T. K., Lieberman, J., Lansing, J.: Synthesis of the plasma membrane of the liver cell. Biochem. biophys. Res. Commun. **31**, 54—58 (1968).
Revel, J. P., Karnovsky, M. J.: Hexagonal array of subunits in intercellular junctions of the mouse heart and liver. J. Cell Biol. **33**, C7 (1967).
Scharrer, B.: Ultrastructural study of the regressing prothoracic glands of blattarian insects. Z. Zellforsch. **69**, 1—21 (1966).
Schindler, H.: Biochemie der Regeneration. In: Handbuch der allgemeinen Pathologie, Bd. VI/II Entwicklung und Wachstum, S. 1—128. Berlin-Heidelberg-New York: Springer Verlag, 1969.
Schneider, L.: Elektronenmikroskopische Untersuchungen der Zellmembran bei den Konjuganten von Paramecium. (Zugleich ein Beitrag zur Morphogenese cytoplasmatischer Membranen). Protoplasma (Wien) **56**, 109—140 (1963).
Seljelid, R.: An electron microscopic study of the formation of cytosomes in a rat kidney adenoma. J. Ultrastruct. Res. **16**, 569—583 (1966).
Shoemaker, W. C., Elwyn, D. H.: Liver: Functional interactions within the intact animal. Ann. Rev. Physiol. **31**, 227—268 (1969).
Sjöstrand, F. S., Elvin, L. G.: The layered asymmetric structure of the plasma membrane in the exocrine pancreas cells of the cat. J. Ultrastruct. res. **7**, 504—534 (1962).
Slater, T. F.: Free radical mechanisms in tissue injury. Meth. Achiev. exp. Path. **4**, 30—53 (1969).
Smith, R. E., Farquhar, M. G.: Lysosome function in the regulation of the secretory process in cells of the anterior pituitary gland. J. Cell Biol. **31**, 319—347 (1966).
Sommer, J. R., Johnson, E. A.: Cardiac muscle. A comparative ultrastructural study with special reference to frog and chicken hearts. Z. Zellforsch. **98**, 437—468 (1969).
Stockem, W.: Pinocytose und Bewegung von Amöben. III. Die Funktion des Golgi-Apparates von Amoeba proteus und Chaos chaos. Histochemie 18, 217—240 (1969).
Straus, W.: Lysosomes, phagosomes and related particles. In: Enzyme cytology, D. B. Roodyn (ed.), p. 239—319. London and New York: Academic Press 1967.
Sulkin, N. M., Sulkin, D. F.: An electron microscopic study of the effects of chronic hypoxia on cardiac muscle, hepatic and autonomic ganglion cells. Lab. Invest. **14**, 1523—1546 (1965).
Svoboda, D. J., Azarnoff, D. L.: Response of hepatic microbodies to a hyperlipidemic agent, ethyl chlorophenoxyisobutyrate (CPIB). J. Cell Biol. **30**, 442—450 (1966).
Theodossiou, A., Bannasch, P.: Pers. Mitteilung (1969).

Thiery, J. P.: Mis en evidence des polysaccharides sur coupes fines en microscopie electronique. J. Microscopie 6, 987—1018 (1967).
Thoenes, W., Langer, K. H.: Die Endocytosephase der Eiweißresorption im proximalen Nierentubulus. Untersuchungen am Ferritin-resorbierenden Einzeltubulus der Rattenniere. Virchows Arch. Abt. B Zellpath. 2, 361—379 (1969).
— — Pfeifer, U.: Eiweißresorption, Cytoplasmaeinschmelzung und lytische Aktivitäten im Nierentubulus. Untersuchungen am Ferritin-resorbierenden Einzeltubulus der Rattenniere. Verh. dtsch. Ges. Path. 52, 294—299 (1968).
Thys, O.: Lysosomes et glycogène dans le cellules hépatiques. Étude ultrastructurelle. J. Microscopie 9, 899—906 (1970).
Trump, B. F., Bulger, R. E.: Effect of cyanide on ultrastructure of isolated nephrons in vitro. Fed. Proc. 24, 616 (1965).
— — Studies of cellular injury in isolated flounder tubules. I. Correlation between morphology and function of control tubules and observations of autophagocytosis and mechanical cell damage. Lab. Invest. 16, 453—482 (1967).
— Goldblatt, P. J., Stowell, R. E.: An electron microscopic study of early cytoplasmic alterations in hepatic parenchymal cells of mouse liver during necrosis in vitro (autolysis). Lab. Invest. 11, 986—1015 (1962).
Zahler, P., Weibel, E. R.: Reconstitution of membranes by recombining proteins and lipids derived from erythrocyte stroma. Biochim. biophys. Acta (Amst.) 219, 320—338 (1970).

Sachverzeichnis